信息素养与批判性思维
——ACRL《高等教育信息素养框架》解读

张轶群　主编

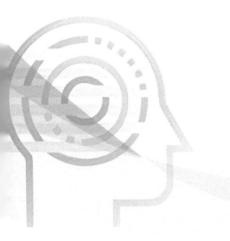

同济大学 出版社
TONGJI UNIVERSITY PRESS
·上海·

内 容 提 要

本书以美国大学与研究图书馆协会制定的《高等教育信息素养框架》作为编写大纲,围绕其下 6 个阈值概念要求的 45 项"知识技能"依次展开,并融合知识社会史和传播学的观点,深度论述信息的本质属性及其在学术研究和学术交流的应用特点,最后以循证医学实践案例展示 6 个阈值概念与医学教育的密切相关性,全面诠释信息素养能力培养的重要价值和意义。

本书可作为信息素养课程学生用书、任课教师参考用书,也同样适用于对信息素养感兴趣的人士。

图书在版编目(CIP)数据

信息素养与批判性思维 :ACRL《高等教育信息素养框架》解读 / 张轶群主编. -- 上海:同济大学出版社,2024. 6. -- ISBN 978-7-5765-1233-5

Ⅰ. R-058

中国国家版本馆 CIP 数据核字第 20246VG203 号

信息素养与批判性思维
——ACRL《高等教育信息素养框架》解读
张轶群 主编

责任编辑 朱涧超	**助理编辑** 徐艺峰	**责任校对** 徐逢乔	**封面设计** 陈益平

出版发行	同济大学出版社　　www.tongjipress.com.cn
	(地址:上海市四平路 1239 号　邮编:200092　电话:021-65985622)
经　销	全国各地新华书店
制　作	南京月叶图文制作有限公司
印　刷	苏州市古得堡数码印刷有限公司
开　本	787 mm×1092 mm　　1/16
印　张	10.25
字　数	200 000
版　次	2024 年 6 月第 1 版
印　次	2024 年 6 月第 1 次印刷
书　号	ISBN 978-7-5765-1233-5

定　价　45.00 元

前　言

自 2015 年美国大学与研究图书馆协会发布《高等教育信息素养框架》(简称《框架》)以来,其已成为高校信息素养教育的纲领性文件,指导全球信息素养教育的发展。

经仔细匹配,《框架》极力倡导的元素养、批判性思维能力、科学研究能力以及终身学习能力与医学本科教育和毕业后医学教育培养目标极为契合。笔者就此依据《框架》制定医学信息素养课程教学大纲和教学内容,并在同济大学医学文献检索课程中进行多次实践,收效颇丰。本书即在总结多年探索经验的基础上编写而成。

本书独辟蹊径,按照信息基础知识—信息检索—信息学术应用—信息学术交流的科研思路,依序对 6 个阈值概念所列总计 45 项知识技能进行逐条解读和剖析,并将 38 项行为方式及知识社会史和传播学的观点融合其中,加深学习者对《框架》内容的理解,拓展信息素养的认知范畴,充分体现《框架》对信息素养教育的指导精神和实质意义。之所以采取逐条解读的编写方式,主要目的是方便学习者有针对性地查找和阅读所需的知识技能和行为方式,按需了解信息素养知识,同时为任课教师选择教学素材提供有价值的帮助。

本书另一个亮点是对"基于《框架》的循证医学实践"的思考和探索:将循证医学的实践过程与《框架》的阈值概念相互匹配,并借鉴《框架》的思维模式,对每个实践过程的重点知识进行解析和总结,最后列出实践者应该具备的知识技能和行为方式,以期为提升高质量循证医学证据制作和临床实践水平提供有意义的指导。

由于笔者知识水平有限,书中难免存在不足,请不吝赐教。感谢同仁张雅鑫老师、王爽快老师对资料收集的辛勤付出! 感谢同济大学出版社编辑部老师对本书的贡献!

本书出版得到 2022 年同济大学研究生教材建设项目资助,在此致以诚挚的谢意!

张轶群

目　录

第 1 章

信息素养总论

1.1　信息素养概念及其演变

　　1974 年,美国信息产业协会主席保罗·泽考斯基在提交给美国国家图书馆和信息科学委员会的报告中首次提出信息素养一词。他认为,在这个信息过剩的时代,具有信息素养的人具备就任何一个问题找到已知的或可知的内容的能力（In our age of information overabundance, being information literate means being able to find what is known or knowable on any subject）。换句话说,信息素养是个人在工作中或日常生活中利用信息的能力。后被应用到高等教育领域,意指在学术和研究环境下利用信息的一种综合能力。

　　随后,信息素养一直成为学术界讨论的热门话题。1989 年《美国图书馆协会信息素养主席委员会最终报告》（American Library Association Presidential Committee on Information Literacy：Final Reports)认为信息素养是个体应该具备的一种禀赋:"具有信息素养的人,应该能够辨认何时需要信息,并有能力定位、评价和有效利用所需的信息。"同年,美国学者 Breivik 和 Gee 给出的信息素养定义是:为了特定需求有效获取和评价信息的能力,包括一套有关工具及资源的知识和技能。2000 年,美国大学与研究图书馆协会（The Association of College and Research Libraries，ACRL)在颁布的《高等教育信息素养能力标准》里同样沿用 1989 年美国图书馆协会的定义,认为信息素养是一系列能力的组合,包括辨识信息需求、定位信息、评价及有效利用信息。

　　2008 年联合国教科文组织发布《面向信息素养的指标》,认为信息素养拥有者应该能够识别信息需求、定位和评价信息质量、存储和检索信息、有效和合乎伦理地利用信息、利用信息创造和交流知识。2011 年英国国家和大学图书馆协会在其公布的《信息素养七大支柱:高等教育核心模型》文件中列出科研人员的信息素养体现在:有能力合乎伦理地收集、利用、管理、整合和创造信息和数据,并拥有相应的信息技能高效完成上述各项活动。以上定义可以看出,具有信息素养能力的人应该具备一组可界定的、标准化的、普适的客观能力,并没有体现出信息素养随技术、情境、文化或用户体验而变化的特性。

21世纪以来,信息技术、通信技术和数字技术发生了翻天覆地的变化,引发信息生态环境、社会环境巨变。作为元素养的信息素养(information literacy as metaliteracy),涉及各种现有及新生的信息技术、传播方式、媒介等。由此,ACRL2015年颁布的《高等教育信息素养框架》中给出了信息素养的新定义:"包括对信息的反思性发现,对信息如何产生和评价的理解以及利用信息创造新知识并合理参与学习团体的一组综合能力。"信息素养不再局限在一组标准化能力范畴中,而是强调批判性反思与发现、学会共享和交流、掌握终身学习能力的一套适应社会发展的认知体系。

1.2 信息素养理论基础

1.2.1 建构主义学习理论

20世纪80年代占据学习理论主导地位的是各种流派的建构主义,包括皮亚杰的个人建构主义、维果茨基的社会建构主义和基于现象学的现象图析学及变异理论。3种建构主义学习理论都强调学习过程不是被动接受和记忆知识的过程,而是主动建构和理解知识的过程,个人拥有的知识源于建构而非给予。

20世纪90年代,澳大利亚学者Bruce运用现象图析学考察用户对信息素养的主观体验,得到信息技术素养、信息源素养、过程执行素养、信息控制素养、知识构建素养、知识延展素养及智慧形成素养7种不同体验。

1.2.2 批判理论

所谓批判理论,是指对社会生活各领域中占统治地位或常识化了的观念、事物、制度、实践等进行反思和批判的理论。批判信息素养(critical information literacy)既指以批判理论为基础的信息素养理论,也指以此为基础的批判分析能力。在借鉴各种批判理论基础上,批判信息素养提出了自己的主张,包括:信息产生于特定的社会文化环境,天生携带这一环境赋它的立场、视角、倾向、观念等,因而不可能保持客观中立;信息利用者需要具备反思信息倾向性的能力;各种信息素养定义同样具有立场性并体现特定利益。因此有学者提出"批判信息素养致力于考察信息的社会建构和政治面向,质疑信息的开发、利用及其目的,希冀引导学生批判性地思考上述力量,并据此决策自己的行动"。

1.2.3　实践理论

实践理论是 20 世纪 70 年代以来广泛影响世界社会科学领域的理论流派,主张将社会实践理解为社会成员按其共享的意义、规则、行为方式等从事的活动的总和。个人行动与社会实践之间不是简单的决定和被决定的关系,而是一种相互成就的关系。

实践理论在信息素养领域的运用首先引发了研究者对信息素养的重新定义,即将其定义为一种实践而非技能;其次引发了研究者对个人行动能力和隐性领悟的高度关注。因此,实践理论视角下的信息素养要求个人通过亲身参与,在实践场景内逐渐习得。

回顾 ACRL 给出的新的信息素养定义可以发现,一个提高信息素养能力的个体需要在社会实践中、在学术实践中不断学习建构自己的知识体系和认知能力,并在不断反思和评价中制定决策,完成目标。

1.3　信息素养教育实施标准

1984 年,原国家教委发布《关于在高等学校开设〈文献检索与利用〉课的意见》以来,文献检索课程取得较好的教学效果。1992 年,出台《文献检索课教学基本要求》,详细列出文献检索课的教学内容和具体要求。文件指出,文献检索课是培养学生掌握利用图书文献、情报检索,不断提高自学能力和科研能力的一门科学方法课。课程的任务是使学生了解各自专业及相关专业文献的基本知识,学会常用检索工具书与参考工具书的使用方法,懂得如何获得与利用文献情报,增强自学能力和研究能力。

可以看出,我国出台的相关文件只单纯给出教学内容,并没有对信息素养的概念和内涵做出明确解释,更没有制定相应的教育教学评价标准。

在此后三十多年中,包括美国在内的其他各国和国际组织陆续出台有关信息素养教育的文件(表 1.1)。其中,ACRL2015 年发布的《高等教育信息素养框架》是对 2000 年《高等教育信息素养标准》的全面修订。英国国家和大学图书馆协会(Society of College, National and University Libraries,SCONUL)2011 年信息素养 7 个支柱通用核心模型是对 1999 年 7 个支柱模型的更新和延伸。

表 1.1　各国制定的有关信息素养文件(1984—2015 年)

发布时间	机构	文件标题
1984 年	中国原国家教育委员会	《关于在高等学校开设"文献检索与利用"课的意见》
1989 年	美国图书馆协会	《美国图书馆协会信息素养主席委员会最终报告》
1992 年	中国原国家教育委员会	《文献检索课教学基本要求》
1999 年	英国国家和大学图书馆协会(SCONUL)	《高等教育中的信息技能：七大支柱》
2000 年	美国大学与研究图书馆协会(ACRL)	《高等教育信息素养能力标准》
2004 年	澳大利亚与新西兰信息素养学会	《澳大利亚和新西兰信息素养框架：规则、标准和实践》
2006 年	国际图书馆联合会	《为了终身学习的信息素养指南》
2011 年	英国国家和大学图书馆协会(SCONUL)	《信息素养七大支柱：高等教育核心模型》
2015 年	美国大学与研究图书馆协会(ACRL)	《高等教育信息素养框架》

1.4　ACRL《高等教育信息素养框架》解读

　　2000 年,ACRL 公布的《高等教育信息素养能力标准》在世界范围内引起广泛关注和研究。该能力标准包括 5 大标准、22 项执行指标和 87 项学习效果 3 个板块。5 大标准分别是：标准 1,确定所需信息的性质和范围;标准 2,有效获取信息;标准 3,评估信息;标准 4,有效利用信息;标准 5,熟悉与信息有关的经济、法律和社会问题。已成为全球各国使用最多的高等教育信息素养教育评价标准和教学培训的大纲。

　　随着信息技术的迅猛发展和高等教育环境的改变,以开放共享为主要特征的 Web 2.0 时代到来,在经过 3 年的酝酿和讨论后,ACRL 于 2015 年推出《高等教育信息素养框架》。该《框架》的特别之处在于摒弃客观的可测量的评价指标,围绕具有内在联系的 6 个信息主题构建了新的信息素养教育体系。每个主题都被视为一个阈值概念(threshold concept),无先后之分,可随着教学需求自由安排。每个阈值概念下的构成包括相应的概念解释、作为学术初学者和专家应该具备的能力以及补充解释阈值概念的知识技能(knowledge practice)和行为方式(dispositions)。其中知识技能表达学习者应具备的技能或能力,行为方式体现的是学习者以特定方式思考或行动的情感和态度。至此,高等教育环境下对信息素养的评价不再是客观的一系列硬指标,而是在一定框架下的灵活应用,是融信息属性、科学研究、学术交流于一体的信息素养教学体系和学习模式。

6 个阈值概念分别是:

① 权威的构建性与情境性(Authority is Constructed and Contextual);

② 信息创建的过程性(Information Creation as a Process);

③ 信息的价值属性(Information Has Value);

④ 探究式研究(Research as Inquiry);

⑤ 战略探索式检索(Searching as Strategic Exploration);

⑥ 对话式学术研究(Scholarship as Conversation)。

第一个概念即"阈值概念"的提出和使用是《框架》的创新性探索。阈值概念首次由英国学者简·迈耶(Jan Meyer)和瑞·兰德(Ray Land)于 2003 年在一项名为"提高本科课程教学环境"的研究中提出,被认为是一种通向新思维方式的"门户概念"或"入口"。阈值概念可以促进学习者看待、理解和解释事物的方式发生根本性转变。具有 8 个关键特征:转变性(transformative)、不可逆性(irreversible)、整合性(integrative)、筑界性(bounded)、麻烦性(troublesome)、阈限性(liminality)、重构性(reconstructive)及话语性(discursive)。

《框架》整合了图书馆教育和信息素养中分散的概念和技能,界定了 6 个信息素养教育的阈值概念,以更宽广的平台和空间为信息素养教育者打开教学新思路,为学习者提供了多元的知识技能和行为方式。

元素养(metaliteracy)是《框架》采纳的第二个概念。元素养,即"素养的素养",是指学生作为信息消费者和创造者成功参与合作性领域所需的一组全面的综合能力。元素养扩展了传统信息技能的范畴(确定、获取、定位、了解、生产和使用信息),把参与式数字环境中的协作生产和信息共享包括进来。这种模式不仅需要学习者适应新兴技术发展,还要理解作为生产者、消费者、合作者和分配者参与研究所需要的批判性思考技能。

第三个概念是元认知。元认知是对自己思考过程的认识和理解。它着重于人们如何学习和处理信息,同时考虑到个人对如何学习的认识。实质上就是"对认知的认知"。《框架》基于元素养这一核心理念,特别强调元认知或批判式反思(critical self-reflection),特设置"行为方式"来强调每个框架中元认知应该达到的反思程度。

阈值概念、元素养和元认知的引用,丰富了信息素养教育的理论基础,为开展信息素养教育提供了多种思考角度和不同层次的指导与帮助,同时也为信息素养未来发展增添了无限想象和美好愿景。

1.5　美国医学信息素养能力地图(AAHSL,2018)

　　医学教育是一个包括在校教育、毕业后教育的连续过程。由于医学学科的特殊性,医学教学对象除在校的本科生和研究生外,实习轮转学生、住院医师、临床医生也是教学必不可少的人群。21世纪初期,医学教育经历从基于结构和过程的医学教育向可衡量的、基于结果推动教育过程的胜任力导向医学教育(competency-based medical education training,CBME)模式转变,旨在培养具备批判思维、问题解决能力、沟通能力和团队合作能力等综合素质的医学人才。教学设计和实施都以医学生在未来需要具备的专业技能和实际应用能力为目标。为落实和有效评估胜任力导向教育效果,荷兰滕凯特博士(Olle-ten Cate)于2005年开发设计了置信专业活动(entrustable professional activities,EPAs),通俗的理解是学员如果在无人监督的情况下具备独立执行专业实践单元的必需能力,就可以完全信任他/她。

　　2014年,美国医学院校协会(Association of American Medical Colleges,AAMC)制定了一份包含13项清单的医学本科毕业生核心基础置信专业活动(Core EPAs),以保证医学本科生从医学院毕业进入到住院医师培训时所必须达到的能力。美国毕业后医学教育认证委员会(Accreditation Council for Graduate Medical Education,ACGME)针对住院医师及临床医生制定了"通用岗位需求(common program requirements)",涵盖6项主要功能以满足住院医师项目评估和训练的需求。包括项目机构、项目成员和资源、住院医生任命、教育项目、项目评价和学习与工作环境。

　　为了解信息素养在医学教育全过程中发挥的潜在作用,美国健康科学研究图书馆协会(Association of Academic Health Sciences Libraries,AAHSL)基于胜任力医学教育特别小组于2020年推出医学信息素养能力地图。

　　该地图以《框架》6个阈值概念下的45项知识技能作为对比标准,在本科AAMC核心EPAs和毕业后ACGME"通用岗位需求"的详细功能表单里找到与之相匹配的需求。

1.5.1　本科教育医学信息素养能力地图解析

　　在13项核心EPAs清单中,与《框架》阈值概念关联密切的有3项,分别是第7项、第9项和第13项,每项都包含8个功能,共计24个。其他10项主要集中在临床实践,与信息素养教育没有直接的相关性(见第9页表1.2)。

　　具体匹配详情是:

　　① 权威的构建性和情境性：EPA 7, 9, 13;

② 信息创建的过程性：EPA 7；

③ 信息的价值属性：EPA 7，9，13；

④ 探究式研究：EPA 7；

⑤ 战略探索式检索：EPA 7；

⑥ 对话式学术研究：EPA 7，9，13。

（1）核心 EPA7 解析与信息素养教学需求

EPA 7：形成临床问题和检索证据促进患者医疗保健（form clinical questions and retrieve evidence to advance patient care）。其下的 8 个功能与《框架》6 个阈值概念全部匹配。

7-1 基于临床场景或实时病人治疗形成一个结构清晰、重点突出且密切相关的临床问题（develop a well-formed, focused, pertinent clinical question based on clinical scenarios or real-time patient care）；

7-2 表现出利用可接受标准评价医疗信息资源和信息内容的基本意识和技能（demonstrate basic awareness and early skills in appraisal of both the sources and content of medical information using accepted criteria）；

7-3 明确和表现出利用信息技术评价网络医学信息准确性和可靠性的能力（identify and demonstrate the use of information technology to access accurate and reliable online medical information）；

7-4 表现出对特定患者所需证据和原始研究进行应用性评价或适用性评价的意识和技能（demonstrate basic awareness and early skills in assessing applicability/generalizability of evidence and published studies to specific patients）；

7-5 在知识获取和将其应用于患者治疗时表现出好奇心、客观性和理性推理能力（demonstrate curiosity, objectivity, and the use of scientific reasoning in acquisition of knowledge and application to patient care）；

7-6 将信息检索的原始证据应用到个体患者或群体患者（apply the primary findings of one's information search to an individual patient or panel of patients）；

7-7 与团队交流信息，包括患者或其家庭［communicate one's findings to the health care team (including the patient/family)］；

7-8 通过反思患者治疗过程和预后结束循证实践过程（close the loop through reflection on the process and the outcome for the patient）。

EPA7 实际评价的是医学生的循证医学实践能力。具体的 8 个功能是实施循证医学的详细步骤和要求，即从提出临床问题、制定纳入标准、证据查找、证据评价、临床应用、信息交流到后效评价的一个闭环过程。由此证明，循证医学的证据创建、检索和传播交流是信息素养教学的一项重要内容,是医学生学习的重点。

（2）核心 EPA9 解析与信息素养教学要求

EPA 9：跨专业团队成员间的合作（collaborate as a member of an interprofessional team）。其功能中有 4 项与《框架》3 个阈值概念匹配。包括确定团队成员的角色、成员之间建立信任、彼此尊重、认识到个人知识的局限以及在必要的时候寻求帮助。具体是：

9-1　明确团队成员的角色及各自的责任（identify team members' roles and the responsibilities associated with each role）；

9-2　建立和维护相互尊重、有尊严、诚实和相互信任的团队氛围（establish and maintain a climate of mutual respect, dignity, integrity, and trust）；

9-3　采取相互尊重和赞赏的态度与团队成员沟通,并交流所有相关信息（communicate with respect for and appreciation of team members and include them in all relevant information exchange）；

9-6　认清自己作为个人提供者的作用和局限性并寻求来自团队其他成员的帮助以优化健康医疗服务（understand one's own roles and personal limits as an individual provider and seek help from the other members of the team to optimize health care delivery）；

EPA9 这 4 项功能提醒信息素养教师在教学设计中应注重医学生团队合作精神的培养和锻炼,培养责任感及良好的交流沟通能力。

（3）核心 EPA13 解析与信息素养教学要求

EPA 13：识别系统故障并致力于文化安全和改进（identify system failures and contribute to a culture of safety and improvement）。同样,EPA13 功能中也有 4 项与 3 个阈值概念相匹配。涉及的是系统认知、情境教育和批判性反思能力。包括与患者交流、参与社团交流的方式、方法和态度。

13-1　理解系统及其漏洞（understand systems and their vulnerabilities）；

13-3　面对真实或潜在错误时"大声说出"（"speak up" in the face of real or potential errors）；

13-6　在轮转或学习经历中参与系统促进活动［participate in system improvement activities in the context of rotations or learning experiences （e. g. , rapid-cycle change using plan-do-study-act cycles; root cause analyses; morbidity and mortality conferences; failure modes and effects analyses; improvement projects）］；

13-8　承认自己的错误、反思个人的贡献,并形成一个可持续的发展计划（admit one's own errors, reflect on one's contribution, and develop an improvement plan）。

EPA13 这 4 项功能体现出信息素养教育的终极目标即批判思维、反思能力和终身学习能力。

1.5.2　毕业后教育医学信息素养能力地图解析

在毕业后教育的 ACGME "通用项目需求"中,设定的 6 个需求领域中与《框架》相匹配且与 EPAs 相似的条目有:

① Ⅳ. A. 5. c.:"Practice-based Learning and Improvement"(基于实践的学习和提高)

② Ⅳ. A. 5. d.:"Interpersonal and Communication Skills"(人际关系和沟通能力)

③ Ⅳ. A. 5. e.:"Professionalism"(专业主义)

④ Ⅳ. B.:"Residents' Scholarly Activities"(住院医师学术活动)

⑤ Ⅵ. E.:"Clinical Responsibilities,Teamwork,and Transitions of Care"(临床责任、团队活动和医疗过渡)

ACRL《框架》6 个阈值概念中,只有"信息创建的过程性"没有找到与"通用项目需求"有关的匹配内容(表 1.2)。

表 1.2　《框架》知识技能与 AAMC 核心 EPAs、ACGME"通用项目需求"匹配列表

ACRL《高等教育信息素养框架》各阈值概念及其知识技能	AAMC:核心 EPAs	ACGME:common program requirements(通用项目需求)
权威的构建性和情境性　Authority is Constructed and Contextual		
1　明确权威类型。如学科专业知识、社会地位或特殊经历	7-2　表现出利用可接受标准评价医疗信息资源和信息内容的基本意识和技能 9-1　明确团队成员角色和相应的责任	n/a
2　利用研究工具和权威指标判定信息源的可信度,理解可能影响这种可信度的因素	7-2　表现出利用可接受标准评价医疗信息资源和信息内容的基本意识和技能	Ⅳ. A. 5. c:基于实践的学习和提高
3　理解在很多学科领域,知名学者和著名出版物被视作权威,并被普遍作为标准。即便在这些情况下,一些学者仍将挑战这些信息源的权威性	7-2　表现出利用可接受标准评价医疗信息资源和信息内容的基本意识和技能	Ⅳ. A. 5. c:基于实践的学习和提高
4　认识到权威的内容可以被正式或非正式包装,并且其来源可能包括所有媒体类型	7-2　表现出利用可接受标准评价医疗信息资源和信息内容的基本意识和技能	n/a

（续表）

ACRL《高等教育信息素养框架》各阈值概念及其知识技能	AAMC：核心 EPAs	ACGME：common program requirements（通用项目需求）
5　确认自己正在一个特定领域形成自己的权威声音或观点，并清楚为此所需承担的责任，包括追求精确度和可靠性、尊重知识产权、参与团体实践	9-6：认清自己的作用和个人的局限性并寻求帮助 13-3：面对真实或潜在错误时能够大声说出 13-6：在轮转或学习经历中参与系统活动 13-8：承认自己的错误、反思个人的贡献，并形成一个可持续的发展计划	Ⅳ.A.1.b.3：致力于有质量的改进活动 Ⅵ.E.2：团队工作
6　理解由于权威人士积极互联以及信息源随着时间而不断发展，信息生态系统也在日益社会化	n/a	n/a

信息创建过程性　Information Creation as Process

1　阐明不同创造过程所产生的信息的功能和局限性	7-2　表现出利用可接受标准评价医疗信息资源和信息内容的基本意识和技能	n/a
2　评估信息产品的创建过程和某特定信息需求的匹配程度	7-2　表现出利用可接受标准评价医疗信息资源和信息内容的基本意识和技能	n/a
3　清楚说明某特定领域中信息创建与传播的传统和新兴过程	n/a	n/a
4　认识到信息因包装形式不同给人的感觉也会有差异	7-2　表现出利用可接受标准评价医疗信息资源和信息内容的基本意识和技能	n/a
5　辨别信息形式所隐含的是静态还是动态信息	7-2　表现出利用可接受标准评价医疗信息资源和信息内容的基本意识和技能	n/a
6　关注不同情境下各类信息产品被赋予的价值	7-3　明确和表现出利用信息技术评价网络医学信息准确性和可靠性的能力 7-4　表现出对特定患者所需证据和原始研究进行应用性评价或适用性评价的意识和技能	n/a
7　对信息产品的功能和局限性的知识转移到新类型的信息产品之中	7-3　明确和表现出利用信息技术评价网络医学信息准确性和可靠性的能力	n/a

ACRL《高等教育信息素养框架》各阈值概念及其知识技能	AAMC：核心 EPAs	ACGME：common program requirements(通用项目需求)
8　在自己创造信息的过程中形成一种认识，即自己的选择将影响信息产品的使用目的和所传达的信息	7-4　表现出对特定患者所需证据和原始研究进行应用性评价或适用性评价的意识和技能 7-5　在知识获取和将其应用于患者治疗时表现出好奇心、客观性和理性推理能力 7-6　将信息检索的原始证据应用到个体患者或群体患者 7-8　通过反思患者治疗过程和预后结束循证实践过程	n/a

信息的价值属性　Information Has Value

1　通过恰当的引用和注明表达对他人原创观点的尊重	9-2　建立和维护相互尊重、相互信任、诚实、有尊严的工作环境 9-3　采取相互尊重和赞赏的态度与团队成员沟通，并交流所有信息	Ⅳ.A.5.e：专业主义
2　理解知识产权是法律和社会的共同产物，随着文化背景不同而有差异	9-2　建立和维护相互尊重、相互信任、诚实、有尊严的工作环境 9-3　采取相互尊重和赞赏的态度与团队成员沟通，并交流所有信息	Ⅳ.A.5.e：专业主义
3　清楚说明版权、合理使用、开放获取和公共领域的目的和显著特征	n/a	Ⅳ.A.5.e：专业主义
4　理解在信息产生和传播系统中，一些个体或群体是如何以及为什么被忽视或排斥的	9-3　采取相互尊重和赞赏的态度与团队成员沟通，并交流所有信息 13-1　理解系统及系统漏洞	Ⅳ.A.5.e.5：对不同患病人群的敏感性 Ⅵ.A.1.b.1.a：提高医疗保健差距的素质教育 Ⅵ.A.1.b.3.a.i：提高医疗保健差距的素质教育
5　认识到信息获取或缺乏获取信息源的问题	7-3　明确和表现出利用信息技术评价网络医学信息准确性和可靠性的能力 13-1　理解系统及系统漏洞	n/a
6　决定信息发布的途径和方式	n/a	Ⅳ.B.2：学术活动
7　理解个人信息商品化和在线互动如何影响个人获取到的信息以及个人在线生成或传播的信息	n/a	n/a

（续表）

ACRL《高等教育信息素养框架》各阈值概念及其知识技能	AAMC：核心 EPAs	ACGME：common program requirements（通用项目需求）
8　在线活动中，对个人隐私和个人信息商业化的问题保持高度清醒认识，并做出明智选择	n/a	Ⅳ.A.5.e.3：尊重个人隐私

探究式研究　Research as Inquiry

1　基于信息空白或针对已有的、但可能存在争议的信息来制定研究问题	7-1　基于临床场景或实时病人治疗形成一个结构清晰、重点突出且密切相关的临床问题	Ⅳ.A.5.c：基于实践的学习和提高 Ⅳ.B：学术活动
2　确立合适的调研范围	7-1　基于临床场景或实时病人治疗形成一个结构清晰、重点突出且密切相关的临床问题	Ⅳ.A.5.c：基于实践的学习和提高 Ⅳ.B：学术活动
3　通过将复杂问题分解为简单问题、限定调研范围来处理复杂的研究（如 PICO 模式）	7-1　基于临床场景或实时病人治疗形成一个结构清晰、重点突出且密切相关的临床问题	Ⅳ.A.5.c：基于实践的学习和提高 Ⅳ.B：学术活动
4　根据需求、环境和探究类型使用多种研究方法	7-3　明确和表现出利用信息技术评价网络医学信息准确性和可靠性的能力	Ⅳ.A.5.c：基于实践的学习和提高 Ⅳ.B：学术活动
5　关注收集到的信息，评估研究问题的缺口或薄弱环节	7-2　表现出利用可接受标准评价医疗信息资源和信息内容的基本意识和技能 7-4　表现出对特定患者所需证据和原始研究进行应用性评价或适用性评价的意识和技能	Ⅳ.A.5.c：基于实践的学习和提高 Ⅳ.B：学术活动
6　以有意义的方法组织信息	7-7　与团队交流信息，包括患者或其家庭	Ⅳ.A.5.c：基于实践的学习和提高 Ⅳ.B：学术活动
7　合成来自多种信息源的观点	7-4　表现出对特定患者所需证据和原始研究进行应用性评价或适用性评价的意识和技能	Ⅳ.A.5.c：基于实践的学习和提高 Ⅳ.B：学术活动
8　通过信息分析和演绎得出合理结论	7-5　在知识获取和将其应用于患者治疗时表现出好奇心、客观性和理性推理能力 7-6　将信息检索的原始证据应用到个体患者或患者群体	Ⅳ.A.5.c：基于实践的学习和提高 Ⅳ.B：学术活动

战略探索式检索 Searching as Strategic Exploration

1　确定满足信息需求任务的初步范围	7-1　基于临床场景或实时病人治疗形成一个结构清晰、重点突出且密切相关的临床问题	Ⅳ.A.5.c.3：确定和执行恰当的学习活动

（续表）

ACRL《高等教育信息素养框架》各阈值概念及其知识技能	AAMC：核心 EPAs	ACGME：common program requirements（通用项目需求）
2 明确某一话题的信息产生方，如学者、组织、政府和企业，并决定如何获取信息	7-2 表现出利用可接受标准评价医疗信息资源和信息内容的基本意识和技能 7-3 明确和表现出利用信息技术评价网络医学信息准确性和可靠性的能力	Ⅳ.A.5.c.6：定位和评价证据 Ⅳ.A.5.c.7：利用信息技术
3 检索时利用发散思维（如头脑风暴）和收敛思维（如选择最佳信息源）	7-2 表现出利用可接受标准评价医疗信息资源和信息内容的基本意识和技能	Ⅳ.A.5.c.6：定位和评价证据
4 选择与信息需求和检索策略相匹配的检索工具	7-3 明确和表现出利用信息技术评价网络医学信息准确性和可靠性的能力	Ⅳ.A.5.c.6：定位和评价证据 Ⅳ.A.5.c.7：利用信息技术
5 根据检索结果设计和改进需求与检索策略	7-3 明确和表现出利用信息技术评价网络医学信息准确性和可靠性的能力	Ⅳ.A.5.c.6：定位和评价证据 Ⅳ.A.5.c.7：利用信息技术
6 理解信息系统组织方式以获取相关信息	7-3 明确和表现出利用信息技术评价网络医学信息准确性和可靠性的能力	Ⅳ.A.5.c.7：利用信息技术
7 使用不同检索语言类型（如 MeSH、关键词、自然语言）	7-3 明确和表现出利用信息技术评价网络医学信息准确性和可靠性的能力	Ⅳ.A.5.c.6：定位和评价证据 Ⅳ.A.5.c.7：利用信息技术
8 有效管理检索过程和检索结果	7-3 明确和表现出利用信息技术评价网络医学信息准确性和可靠性的能力	Ⅳ.A.5.c.7：利用信息技术

对话式学术研究 Scholarship as Conversation

1 在自己的信息产品中引用他人有贡献的成果	9-2 建立和维护相互尊重、相互信任、诚实、有尊严的工作环境	Ⅳ.A.5.e：专业主义
2 在适当的层面为学术对话做出贡献，如本地在线社区引导式讨论、本科生学术刊物、会议报告或海报展示	7-7 与团队交流信息，包括患者或其家庭 13-6 参与系统促进活动或学习经历	Ⅳ.B.2：学术活动
3 识别通过各种途径加入学生对话的障碍	n/a	n/a

ACRL《高等教育信息素养框架》各阈值概念及其知识技能	AAMC：核心 EPAs	ACGME：common program requirements（通用项目需求）
4 严格评价他人在参与式信息环境中所做的贡献	7-2 表现出利用可接受标准评价医疗信息资源和信息内容的基本意识和技能 13-3 面对真实或潜在错误时能够大声说出	Ⅳ.A.5.d：人际关系和沟通技巧 Ⅳ.A.5.c.6：定位和评价证据 Ⅵ.E.2：团队工作
5 鉴定特定论文、书籍和其他学术作品对学科知识所做的贡献	7-4 表现出对特定患者所需证据和原始研究进行应用性评价或适用性评价的意识和技能 9-2 建立和维护相互尊重、相互信任、诚实、有尊严的工作环境	n/a
6 总结具体学科领域中特定主题学术观点随时间的变化	n/a	n/a
7 认识指定的学术作品可能并不代表唯一的观点，甚至也不是多数人的观点	7-4 表现出对特定患者所需证据和原始研究进行应用性评价或适用性评价的意识和技能	Ⅳ.A.5.c 基于实践的学习和提高

1.6 我国医学信息素养能力地图

我国医学信息素养能力地图选择代表医学本科教育的《中国本科医学教育标准——临床医学专业（2022 版）》及代表毕业后教育的《住院医师规范化培训内容与标准（2022 年版）》和《中国住院医师培训精英教学医院联盟住院医师核心胜任力框架共识》，与美国 ACRL《高等教育信息素养框架》6 个阈值概念的 45 项知识技能相互匹配制作形成。

1.6.1 临床医学专业本科生医学信息素养能力地图

由教育部临床医学专业认证工作委员会负责组织开展制定的《中国本科医学教育标准——临床医学专业（2022 版）》规定中国临床医学专业本科毕业生应达到的基本要求分为 4 个领域：科学和学术、临床能力、健康与社会、职业精神与素养。下面详细列出每个领域中与《框架》阈值概念匹配的情况（表 1.3）。

表 1.3　临床医学专业本科医学教育标准与《框架》阈值概念匹配列表

领域	要求	阈值概念
1　科学和学术领域	1.1　具备自然科学、人文社会科学、医学等学科的基础知识,掌握科学方法,并能用于指导未来的学习和医学实践	n/a
	1.2　能够应用医学等科学知识处理个体、群体和卫生系统中与医学或者健康相关的问题	n/a
	1.3　能够理解和描述生命各阶段疾病的预防和疾病的病因、发病机制、病程、临床表现、诊断、治疗、转归、预后及康复	n/a
	1.4　能够掌握中医药学的基本特点和诊疗基本原则	n/a
	1.5　能够获取、甄别、理解并应用医学等科学文献中的证据	权威的构建性与情境性 信息是有价值的 信息创建的过程性 战略探索式检索 对话式学术研究
	1.6　能够应用常用的科学方法,提出相应的科学问题并进行探讨	探究式研究
2　临床能力领域	2.1　具有良好的交流沟通能力,能够与患者及其家属或监护人、同行和其他卫生专业人员等进行有效的交流	对话式学术研究
	2.2　能够全面、系统、正确地采集病史	n/a
	2.3　能够系统、规范地进行体格检查及精神状态评价,规范地书写病历	n/a
	2.4　能够依据病史和体格检查中的发现,形成初步判断,并进行鉴别诊断,提出合理的治疗原则	n/a
	2.5　能够根据患者的病情、安全和成本效益等因素,选择适宜的临床检查方法并说明其合理性,对检查结果能做出判断和解释	n/a
	2.6　能够选择并安全地实施常用的临床基本操作	n/a
	2.7　能够根据不断获取的证据做出临床判断和决策,在上级医师指导下确定进一步的诊疗方案并说明其合理性	权威的构建性和情境性 信息是有价值的 战略探索式检索
	2.8　能够了解患者的问题、意见、关注点和偏好,使患者及其家属或监护人充分理解病情;就诊疗方案的风险和益处同患者及其家属或监护人进行沟通,并共同制订诊疗计划(医患共同决策)	对话式学术研究

(续表)

领域	要求	阈值概念
2　临床能力领域	2.9　能够及时向患者及其家属或监护人提供相关信息,使他们在充分知情的前提下选择诊疗方案	对话式学术研究
	2.10　能够将疾病预防、早期发现、卫生保健和慢性疾病管理等知识和理念应用于临床实践	n/a
	2.11　能够依据客观证据,提出安全、有效、经济的治疗方案	权威的构建性和情境性信息是有价值的
	2.12　能够发现并评价病情的变化及严重程度,对需要紧急处理的患者进行可能的急救处理	n/a
	2.13　能够掌握临终患者的治疗原则,与患者家属或监护人沟通。用对症、心理支持等姑息治疗的方法达到人道主义的目的,提高患者的死亡质量	n/a
	2.14　能够在临床信息系统中有效地检索、解读和记录信息	战略探索式检索
3　健康与社会领域	3.1　具有保护并促进个体和人群健康的责任意识	n/a
	3.2　能够了解影响人群健康、疾病诊断和有效治疗的因素,包括健康公平性、文化和社会价值观的多样性以及社会经济、心理状态和自然环境等因素	探究式学习 权威的构建性与情境性
	3.3　能够在不同情境下以不同的角色进行有效沟通,如医生、健康倡导者、研究者等	对话式学术研究
	3.4　能够解释和评估人群的健康检查和预防措施,包括人群健康状况的监测、患者随访、用药、康复治疗及其他方面的指导等	n/a
	3.5　能够了解医院医疗质量保障和医疗安全管理体系,明确自己的业务能力与权限,重视患者安全,及时识别对患者不利的危险因素	探究式研究
	3.6　能够了解我国医疗卫生系统的结构和功能以及各组成部门的职能和相互关系,理解合理分配有限资源的原则,以满足个人、群体和国家对健康的需求	探究式研究
	3.7　能够了解全球健康问题以及健康和疾病的影响因素	探究式研究
4.　职业精神与素养领域	4.1　能够根据《中国医师道德准则》,为所有患者提供人道主义的医疗服务	n/a
	4.2　能够了解医疗卫生领域职业精神的内涵,在工作中养成同理心、尊重患者和提供优质服务等行为,形成真诚、正直、团队合作和领导力等素养	n/a

领域	要求	阈值概念
4. 职业精神与素养领域	4.3 能够掌握医学伦理学的主要原理,并将其应用于医疗服务中。能够与患者及其家属或监护人、同行和其他卫生专业人员等有效地沟通伦理问题	对话式学术研究 信息是有价值的
	4.4 能够了解影响医生健康的因素,如疲劳、压力和交叉感染等,并注意在医疗服务中有意识地控制这些因素,同时知晓自身健康对患者可能构成的风险	n/a
	4.5 能够了解并遵守医疗行业的基本法律法规和职业道德	信息是有价值的
	4.6 能够意识到自己专业知识的局限性,尊重其他卫生从业人员,并注重相互合作和学习	权威的构建性和情境性 对话式学术研究 探究式研究
	4.7 树立自主学习、终身学习的观念,认识到持续自我完善的重要性,不断追求卓越	探究式研究

1.6.2 毕业后教育医学信息素养能力地图

中国住院医师培训精英教学医院联盟《住院医师核心胜任力框架共识》(2018)确定了住院医师应具备的 6 项核心胜任力:职业素养、知识技能、病人照护、沟通合作、教学能力和终身学习。每项核心胜任力下设具体的胜任力条目,并对其进行详细定义,以阐释框架内涵。其中,沟通合作需要具备医患沟通和团队合作能力。终身学习核心胜任力要求住院医师应该具有自我提高、循证实践、批判性思维和学术研究能力。

《住院医师规范化培训内容与标准(2022 年版)》借鉴中国精英教学医院联盟研究的"中国住院医师核心胜任力框架"共识及国际先进经验,以胜任力教育为导向,首次将培训目标的总体要求明确归结为 6 大核心胜任力,并对每项胜任力的具体要素做出规定。

(1)职业素养

热爱祖国,热爱医学事业,恪守敬佑生命、救死扶伤、甘于奉献、大爱无疆的职业精神,秉承人道主义的职业原则;遵守法律与行业规范,自律自爱,诚实守信。

富有同情心、责任感与利他主义精神,履行"以病人为中心"的行医理念,尊重和维护病人权益,保护病人隐私;熟悉医疗体制及相关的政策、规范及流程,善于发现其中不完善之处,并提出改进意见。

(2)专业能力

具备基础医学、临床医学、预防医学及人文、法律等相关知识,并能运用于医疗卫生工作实践;了解国家医疗卫生服务体系、医疗保障体系和医学教育体系;了解医药卫生体制改革的基本情况和最新进展。

规范、有效收集病人的病情信息,并将各类信息整合与归纳,提出综合分析依据;掌握诊断方法,提出科学临床判断;培养循证医学思维,按照专业指南,遵循最佳证据,并结合临床经验及病人需求,权衡、选择及实施合理诊疗决策;通过完成一定数量的常见病和多发病的诊治与操作训练,掌握本专业要求的临床技能,具备本专业独立行医的能力。

（3）病人管理

以保障病人医疗安全为核心,运用专业能力,细致观察病人病情变化,合理安排病情处置的优先次序,制订个体化诊疗方案,提供有效适宜的医疗保健服务。

（4）沟通合作

具备富有人文情怀的临床沟通能力,运用医患沟通的原则与方法,展示恰当的同理心,建立互信和谐的医患关系;有效获取病人的病情信息或向病人（家属）传达病情信息;尊重病人（家属）的个体需求,通过充分沟通实现医患共同决策。

与医疗团队保持及时有效的沟通与合作;协调和利用各种可及的医疗资源,解决临床实际问题。

（5）教学能力

具有教学意识,了解常用的临床教学方法,参与指导医学生、低年资住院医师及其他医务人员,共同提升职业素养、医学知识与专业技能;围绕临床工作,逐步培养临床教学能力。

具有健康促进的意识,运用科普知识和技能,对病人和公众进行健康行为指导。

（6）学习提升

具有自主学习和终身学习的理念,主动运用各类学术资源,不断自我反思与改进;持续追踪医学进展,更新医学知识和理念;结合临床问题与需求开展或参与科学研究工作;制订职业发展规划,不断自我完善,不断提高专业能力。

AAHSL构建的医学信息素养能力地图与我国医学信息素养能力地图架起信息素养和医学专业教育的桥梁,明确医学教育过程中本科生和毕业后教育所必需的信息素养的知识技能和核心能力,帮助信息素养教育者寻找信息素养教育的落脚点和着力点,有效地建构教学体系和教学内容;为医学专业教育者认清信息素养能力在医学专业学习中的作用提供信息支撑;为学习者指明信息素养学习的内容和学习目的。信息素养能力的培养并非只是在校学习过程中安排一次信息素养课程,而是需要通过渐进而系统的方式融入医学教育的全过程。信息素养教育者、医学专业教育者和学习者三者共同努力,必将全面提升教学质量,获得良好的教育成果。

第 2 章

信息创建的过程性

任何形式的信息,无论是文字、图像、声音还是数据,其产生的初衷都是为了传递某个消息或内容。这些消息可能是关于某个事件、观点、知识、情感或其他任何需要被传达的内容。没有消息,信息的传递无从谈起,更不可能实现互动和交流。正如《框架》中所指:"任何形式的信息都是为了传递某个消息而生成,并通过特定的传送方式实现共享。"

信息创建指信息收集、分析、组织和管理,生成具有多种价值的信息产品的过程,是信息传播和利用的基础。对"信息创建的过程性"的知识技能和行为方式的理解和应用,总体要求初学者需要认识到信息创建过程的重要性,并在选择信息产品时结合创建过程和自身信息需求综合考虑。专家则根据自身的信息需求,结合信息产品的创建过程、不同情境下的信息价值以及权威性指标,综合评估,选择信息产品。下面分别对 8 个知识技能中的知识点进行详细剖析。

2.1 知识技能:可以阐明不同创造过程所产生的信息的功能和局限性

随着新的传播媒介的出现,信息、信息产品形式和传播方式都会发生变化,并呈现出不同的功能和局限性。

普遍意义的媒介(media)有"中间人或中间物"之意。自古至今,媒介的种类越来越多,花样不断翻新。从远古的语言、文字、纸莎草、黏土块、甲骨文、铜器、丝绸、竹简、木简、蜡板、羊皮,到印刷术发明后的书籍、手稿,再到 19 世纪、20 世纪出现的广播、电视、电报、电话、互联网以及 21 世纪的无人机、人工智能、虚拟现实等。

2.1.1 信息传播历史

根据媒介出现的历史,传播学把人类信息传播分为口语传播时代、文字传播时代、印刷传播时代、电子传播时代和多媒体传播时代。

（1）口语传播时代

口语传播时代即文字出现之前大约 4 万年前的旧石器时代。当时人类只能通过语言进行信息的交流和互动,表达对周围世界的认识和看法。口语是人类最基本、最常用和最灵活的传播手段。例如,师傅对徒弟的言传身教、医院每天进行的主任带教查房、学术会议的交流,仍然是今天重要的信息交流方式。但是,口语交流受制于人体的生理条件,信息传递距离有限,交流的信息转瞬即逝,存储只能依赖于人脑的记忆,无法永久保存,时间和空间上受到限制。

（2）文字传播时代

随着人类劳动和实践活动的积累、活动范围的增大,在经历结绳记事、图形符号表达的漫长的历史进程后,文字的出现成为人类信息交流和传播发展史上重要里程碑。例如,我国的甲骨文、两河流域的楔形文字、玛雅文明的象形文字以及古埃及的圣书字等考古发现,均为后世了解距今 3 000 多年前古代社会的文化、宗教、政治、生活习俗提供了宝贵的信息,是世界文明发展史的重要组成部分。

文字传播打破了口语交流空间和时间的局限,信息传递的距离变长,人类交流和活动的范围增大。但是,早期的手抄本传播导致文字信息生产规模小、效率低、成本高。书籍是当时社会特权阶层中只有贵族才能拥有的奢侈品。

（3）印刷传播时代

纸张和印刷术的发明使人类传播历史迈向新的纪元,从信息生产数量极少的文字传播时代转向批量生产的印刷传播时代。中国古代毕昇的泥活字印刷和德国古登堡的金属活字印刷等创新技术都为信息的大量生产和复制提供巨大便利和硬壳技术支持。书籍、报纸、杂志等新型信息传播媒介不断涌现,加之社会受教育程度提高,共同推动社会文化、政治、教育和经济的迅猛发展。当然,印刷型资源依然无法解决信息远距离快速传递和长期保存等空间受限问题。

（4）多媒体传播时代

进入 20 世纪 80 年代,电子存储技术、数字技术快速发展,人类进入电子传播时代,信息存储和信息传输问题迎刃而解。同时数字技术又促使文字、声音、视频、图片等传播媒介大融合,人类迎来了多媒体传播时代。这种融合使得信息的获取和传播打破了时间和空间的限制,更加快速和便捷,具有传输速度快、保存时间长、不占用物理空间等优势。与此同时,其局限性也一目了然,诸如必不可少的硬件设备、网络环境以及数据泄露、侵犯隐私权等信息伦理问题。

2.1.2　信息产品和信息交流

从口语到文字到印刷术,再到如今的数字媒介,每一种新媒介的产生都促使人类在信息交流传播方式、信息产品类型和信息数量上发生巨大变化,形成产品种类多样化、传播交流方式多元化的信息生态环境。

口语传播时代,信息交流方式涵盖人们日常生活中常见的各种口头表达形式:对话、演讲、讨论、谈判、报告、访谈等。人们通过语言交流分享信息、表达观点、交流情感、解决各种问题。会议、报告、讨论小组依然是今天常用的信息交流方式。访谈已发展成为社会科学的一种重要的研究方法。信息产品主要来自语言交流的内容,许多转瞬即逝,无法重现。只有很少部分经由后人用文字记录保存下来,如孔子的《论语》、苏格拉底的《斐德罗篇》、著名的荷马史诗《奥赛罗》《伊利亚特》等。这些不朽的杰作对人类文明发展产生巨大影响。尤其是以孔子、苏格拉底、老子、释迦牟尼等为代表的"轴心时代"思想家通过口头传递出的思想,奠定了世界文明发展的基石。

文字和印刷术传播时代产生的信息,通过印刷技术记录在各种载体上形成印刷型信息产品。常见的信息产品有图书、报刊或连续出版物、研究报告、学位论文、专利、会议文集、政府出版物等。其中政府出版物是政府机构出版的各类文件、报告、统计资料等,是了解国家政策、法规和社会经济状况的重要信息来源。此外,印刷型信息产品还包括各种地图、图表、海报等。

数字技术的发展开创了传播媒介大融合的时代。各种载体,如文字、视频、音频都可以利用信息技术整合到一个传播系统中,形成形象、直观、动态的多媒体信息。如今任何印刷型信息产品都能够转换成电子形式,形成以电子技术和数字技术记录、存储、保存和传播的电子型信息产品,供线上阅读或下载。

不同的传播时代伴之以出现的信息、信息产品、信息交流传播方式都是一个叠加的过程,既相互独立又相互渗透,功能融合,满足人类对信息利用的多种特定需求。

2.2 知识技能:评估信息产品的创造过程与特定信息需求之间的匹配程度

在上面的知识技能中,依据信息媒介的特点,从宏观上讲解了不同传播时代信息及信息产品的功能和局限性。在本知识技能中,则具体介绍信息创建过程,包括信息收集方法、信息内容的分析和组织方法、信息传播和交流以及与信息需求的匹配。

著名学者彼得·伯克认为信息相对来说是原始的、具体的和实用的,知识则是经过思想"烹饪"、加工、系统化的(the term 'information' to refer to what is relatively 'raw', specific and practical, while 'knowledge' denotes what has been 'cooked', processed or systematized by thought)。信息是知识的初级状态,知识是在对信息收集、

分析、整理基础上形成的,知识产生和更新的原材料来自人类对信息内容的认识和反应。知识在更广泛的意义上说即是信息。因此,下文借助《知识社会史(下卷):从百科全书到维基百科》中"知识采集"和"知识分析"两个章节的内容来总结信息收集和信息分析的方法,从知识社会学角度展示信息创建的过程性。

可以说,400 年前人类历史上著名的"地理大发现时代",也是人类信息和知识的"大发现时代"。随着达·伽马、麦哲伦、詹姆斯·库克船长、德国亚历山大·冯·洪堡等诸多航海家和科学家的探险游历,世界地理的"空白地带"被陆续填补,大量天文学、动物学、地理学、植物学、气象学、人类学信息被发现被搜集。特别是 1492 年哥伦布首次登陆美洲新大陆,真正开启了人类大交换的历史。涉及生物、农作物、人种、文化和传染病的大交换,深刻改变了东西两个半球人类的生活方式、饮食习惯、文化观念。也影响了人类信息收集和交流传播的方式。

"大发现时代"后,人类探索的脚步又转向深海和太空。不同地域的海底地貌、不同深度的海水温度、大量未知的海洋生物信息以及来自月球的地质标本和星球上传回的大量数据,都通过不同途径源源不断被获取。

除自然资源的信息搜集外,人类对自身历史的发展和消逝的文化的探索同样兴趣盎然。考古学家和人类学家对所到之处部落和当地原住民的语言、习俗、使用工具、生活习惯的考察和记录,对不断发现的众多古老文明的遗址和遗迹的探究,丰富了信息的数量,填补信息的空白。信息收集方法和内容及传播方式不断推陈出新。

2.2.1 信息收集方法

(1) 调查、计量和测绘

调查的方法早在古埃及时代就已出现。最常见的人口调查可以追溯到公元前 6 世纪。随后出现了国家经济状况调查、公共健康调查、各阶层从业人员人口、薪资调查、人类学调查、田野调查等专门化调查。调查方法的应用可为国家政治、经济政策制定和管理提供翔实、可靠的信息。世界上最著名的调查有恩格斯的《英国工人阶级状况》、查德维克《关于英国劳动人口卫生状况的调查报告》、金赛的《人类男性性行为》《人类女性性行为》报告等。

计量和测绘在某种角度与调查方法类似。土地调查即测绘。早期探险家往往都是测绘人员。他们利用手中各种计量和测绘工具对所到国家的版图、世界不同地区的海岸线进行测量,获取大量的地理信息。17 世纪水银气压计、18 世纪水银温度计等各种计量和测绘工具的发明和使用为人类获得自然界数据提供了便利。除地理信息外,18 世纪晚期兴起的头盖骨的测量,为人种学研究提供了信息。

（2）标本积累

18 世纪以后,随探险家们一起回来的还有探险地的人工制品、艺术品和各种标本。诸如动物标本、植物标本、化石、动物骨架、人类骨架、各种雕像、绘画作品、面具、图腾柱、建筑物等,纷纷成为自己国家的博物馆和图书馆的收藏品。美国探险家从南太平洋带回超过 16 万件标本。博物学家华莱士在加里曼丹岛 8 年的动植物研究获得了超过 12 万件的标本。英国"挑战者"号深海远征更是带回数千个装有各种标本的罐子,其中包括早已灭绝的各地的恐龙、南美洲的雕齿兽、比利时的禽龙兽等动物骨骼化石。探险家还将人类自身的骨骼标本作为收集对象:一具 1950 年发现于丹麦的公元前 4 世纪的"图伦男子"尸骨、1991 年发现于阿尔卑斯山的公元前 3300 年左右的"冰人奥茨"。

（3）观测

观测作为一种信息采集方法,不仅体现在快速改进的观测设备和观测方法,其"观测"行为本身作为一个问题也在被不断研究和探讨。1740 年《德国百科全书》发表对"观测"研究的论文,1799 年"人类观测组织"在巴黎成立。19 世纪早期的天文学家威廉·赫歇尔认为"观测"是一门需要学习和锻炼的技能。

17 世纪开始,望远镜作为日常观测设备为人类获取天体信息提供技术手段。1781 年,威廉·赫歇尔利用自制的反射望远镜发现了天王星及其 2 颗卫星。从 2.5 米的胡克望远镜到 5 米的海尔望远镜,一直到目前世界上最大口径的 500 米球面射电望远镜,随着口径的不断增大和性能越发精细复杂,人类观察宇宙视野的极限不断增强,信息获取的手段和内容也在变得丰富多彩。显微镜、X 射线、放射性核素扫描技术、超声波扫描技术、CT 断层扫描技术、磁共振技术等日益精密的观测设备和手段同样为人类对微小生物的观察和人体信息的获取提供帮助。

2.2.2 信息分析和组织方法

信息分析是把相对原始的信息转化为知识的过程,是对原始信息内容的组织和管理。

"分析"一词自 1750 年起被广泛应用在多种学科领域。如自然科学中的分析化学、土壤分析、组织分析、基因分析,社会科学中的路径分析、经济分析、分析哲学、风险分析、结构分析等。每个语境中的分析含义并不完全相同。分析可以指将一个复杂的事物或概念分解成更简单、更易于理解的部分,或是指对具体事物成分的确认,甚或深入问题剖析事物深层的本质,探究事物的真实情况。所以,分析指代一系列不同的思想和行为,包括对事物的分类、描述、叙事、解译、重构等。

（1）分类

分类是信息采集后对无序信息的整理、归纳和分析。网络版韦氏词典对分类的定义是根据已建立的标准以组或类别的方式对事物进行的系统编排。这个标准可以是事物的性质、特征、用途等多个方面。依据标准,将相似的事物划分为一类或一组,不同的事物归为不同的组或类别。

知识分类的历史可以追溯到古希腊和古罗马时期。中世纪拉蒙·鲁尔(Ramon Llull)提出了一种基于逻辑和理性的知识分类方法。他认为,知识可以分为关于存在、非存在、信仰、理性等。这种分类方法强调了知识的逻辑性和理性。

近代,培根提出了著名的知识三分法,即历史、诗文和哲学。他认为,历史对应于记忆力,诗文对应于想象力,哲学对应于理解力。这种分类方法强调了知识的不同性质和功能。

18世纪狄德罗和达朗贝尔在建构自己的知识系统时,参照了已有的知识分类法,包括钱伯斯和培根的知识树。他们根据自己的认识论、知识系统、知识史观等,对知识进行了新的分类。这种分类方法强调了知识的系统性和层次性。

在具体学科的分类体系中,最著名的林奈生物分类法以生物的形态和生理功能为依据将自然界分为植物界、动物界。又将生物的分类等级从高到低依次划分为界、门、纲、目、科、属、种。例如人类的生物学分类是动物界-脊索动物门-哺乳纲-灵长目-人科-人属-智人种。我国明代李时珍在药典《本草纲目》中,采取了"析族区类,振纲分目"的科学分类法,把药物分矿物药、植物药、动物药。又将植物药材分为草部、谷部、菜部、果部、木部5部。动物药按低级向高级进化的顺序排列为虫部、鳞部、介部、禽部、兽部和人部。

林奈的分类法思想对疾病分类产生一定程度的影响。法国植物学家利用其分类体系将疾病划分到不同的界门纲目中,最终分类出2 400多种疾病。随着人类对损伤、疾病和死亡原因认识的不断发展,1948年世界卫生组织出版"国际疾病、外伤与死因统计分类法"第六版,首次包括精神疾病的综合性的疾病分类法。2022年1月1日起实施的《国际疾病分类第十一次修订本(ICD-11)》含有约5.5万个与损伤、疾病以及死因有关的代码,中国的传统医学首次被纳入。

图书馆对图书的管理体现在对图书的分类和组织。1605年出版的牛津大学图书馆目录将书籍分为艺术、神学、法律和医学四大类。1610年莱比锡大学图书馆对书籍的分类除传统的神学、法律和医学外,还列有数学、哲学、文学和历史类目。1647年又增加了"东方典籍"一个分类项。1876年,麦尔维尔·杜威发明了十进分类法试图使图书分类标准化。赫伯特·普特南为国会图书馆创立了国会图书分类法。这两种分类法至今仍是美国各图书馆正在使用的图书分类法。

中国图书分类的历史可以追溯到古代的目录学。最早的目录学著作是西汉末年刘向、刘歆父子编辑的《别录》和《七略》。刘歆、班固时代采用的是六分法,将图书分为六艺、诸子、兵家、诗赋、术数和方技六大类。自隋唐至清是四分法,按照经、史、子、集四部来分类。著名的《四库全书》即采用该分类法。

自 20 世纪 20 年代开始,在借鉴欧美图书分类法的基础上,我国图书馆学者编制了多部图书分类法。图书领域的分类法是以知识属性来描述和表达图书内容的信息处理方法。分类法的特点是从知识分类角度揭示信息在内容上的区别和联系。目前中国大陆地区图书馆、信息机构使用最广泛的综合性分类法是《中国图书馆分类法》。1971 年编制出版第一版分类法,第三版改为现在名称,目前出版至第五版。其分类体系是在一定的哲学思想指导下,运用知识分类的原理,将所有学科的图书按其内容分成 5 个部类 22 个大类,每一大类下又细分多个小类(表 2.1)。

表 2.1 中国图书馆分类法大类列表

五大部类	22 个基本大类
马列主义、毛泽东思想	A 马克思主义、列宁主义、毛泽东思想、邓小平理论
哲学	B 哲学、宗教
社会科学	C 社会科学总论 D 政治、法律 E 军事 F 经济 G 文化、科学、教育、体育 H 语言、文字 I 文学 J 艺术 K 历史、地理
自然科学	N 自然科学总论 O 数理科学和化学 P 天文学、地球科学 Q 生物科学 R 医药、卫生 S 农业科学 T 工业技术 U 交通运输 V 航空、航天 X 环境科学、劳动保护科学(安全科学)
综合性图书	Z 综合性图书

(2)主题

主题是以主题概念为依据,用词语表达信息内容的组织方法。基本原理是采用多种方法和技术选取最能反映主题概念、最具代表性的关键词作为主题词,并通过建立多种参照系统和规范处理方法与主题词的同义词、近义词和相关词建立连接,形成一个主题词表,方便用户利用主题词检索,提高信息检索的准确度和检索效率。

主题词表通常由专业机构或权威机构制定,包括一系列的主题词和相应的注释以及它们之间的关系和层次结构。《汉语主题词表》是中国第一部大型综合性显示主题词与词间语义关系的规范化叙词表,由中国科技信息研究所和北京图书馆编制,1980 年正式出版。该表收词广泛,包括社会科学、自然科学和工程技术各领域,共收录主题词 108 568 条,其中正式主题词 91 158 条,非正式主题词 17 410 条。

医学领域中常见的主题组织体系有美国国家医学图书馆编制的《医学主题词表》(medical subject headings,MESH)、荷兰医学文摘主题词表(EMTree)、中国中医研究院编制的《中国中医药学主题词表》等。

表 2.2　MESH 树状结构表大类列表

树状结构号	英文名称	中文名称
A	Anatomy	解剖学
B	Organisms	有机体
C	Diseases	疾病
D	Chemicals and Drugs	化学物质和药物
E	Analytical, Diagnostic and Therapeutic Techniques, and Equipment	诊疗技术及设备
F	Psychiatry and Psychology	心身医学和心理学
G	Phenomena and Processes	现象和过程
H	Disciplines and Occupations	学科和职业
I	Anthropology, Education, Sociology, and Social Phenomena	人类学、教育、社会学和社会现象
J	Technology, Industry, and Agriculture	工艺学、工业和农业
K	Humanities	人文科学
L	Information Science	信息科学
N	Health Care	医疗保健

(3)解译

解译主要是对古文字的解释和翻译。解译的关键往往是存在 2 种或 3 种语言写就的一份相同古卷,通过语言对比破解。18 世纪 50 年代英法两位学者几乎同时独立破译了"帕尔迈拉文",这是一种叙利亚帕尔迈拉地区古语,被同时用希腊语写成一份双语古卷。象形文字解译由法国人商博良在 19 世纪 20 年代完成。成功的关键是同时刻有象形文字、古埃及语和希腊语撰写的相同铭文的罗塞塔石碑的发现。楔形文字解译则由英国军官罗林森经过十多年的努力成功实现。这块 1835 年在伊朗被发现的刻有楔形文字的黑色玄武岩石碑被后人称为"罗林森碑",成为发现楔形文字的重要里程碑。该石碑同时刻有古波斯语、埃兰语和巴比伦语 3 种语言的铭文。我国甲骨文的解译工作相比之下存在一定的困难和挑战,目前只完成三分之一文字内容的解译。主要是因为尚未找到与之相对应可比较的文字内容。

（4）重构

重构是对以碎片形式涌现的信息的重新组合和架构。这些信息包括挖掘出来的古生物遗骨、古建筑遗址、古文物和绘画制品。利用特定技术进行遗骨拼接、古建筑修缮、破碎文物和绘画制品复原使之呈现原来物品的原貌,为判定古生物的种类、时代、当时的历史状态和文化、风俗习惯提供深入探讨的信息。

古希腊、古罗马、古犹太、穆斯林时期和中国古代等文明年表的建立,需要综合考虑多种方法和证据。历史记录和文献、考古学证据、天文学证据、碳-14 测年法、热释光测年法等科学测定方法以及对不同文明和历史时期的文化、技术和器物等特点的相似性和差异性的比较,可以推断出它们之间的年代关系和文化交流历史。

古建筑研究者通过建筑物的不同样式来判定建造日期。英国建筑家又区分早期英国式、装饰式和垂直式 3 种英国哥特时期的建筑分类。考古学家依据人类对石头制品使用的种类和材料将人类的演化历史分为石器时代、青铜时代和铁器时代。树木年代学和碳-14 年代测定法都能够对古代文物进行时间判定,以确定文物所在年代。

（5）描述和统计

描述也是一种信息分析方法,通过语言、文字、图像、声音或视频等媒介,对事物进行形象化的阐述。图书馆、博物馆、档案馆的馆藏目录是对收藏品的描述。天文学家对宇宙星体的描述、人类学家对部落文化的记录、考古学家对古文物遗址的挖掘、植物学家对植物的描绘、动物学家对动物行为的考察都是对专业信息的描述。习俗、礼仪、风土人情、地理风貌、生活场景等是社会信息的描述。描述是"促进科学发展的唯一手段""只有准确描述才能准确定义"是对其功能的肯定。

统计也是一种描述方法。哥廷根大学亨瓦尔在《近代欧洲各国国势学纲要》(1749)中第一次使用"统计"一词,意指对一个国家组织形式和资源分布的描述。古代中国通过测量土地、编制户籍和税收账目等描述方式对土地和人口进行调查研究,通过统计调查和数据分析了解国家的经济状况、人口数量和军事力量等方面的情况是常见的治理国家的方法之一。天文学家开始统计天体数量、计算行星轨道。医学、生物学论文都有数据统计的内容。1912 年意大利统计学家发明"基尼系数"用于衡量财富或收入。统计方法开始从自然科学向社会科学转移,数字占据日益重要的位置。

（6）叙事

叙事是指讲述事件、故事和经历的一种表达方式。它通过描述事件的起因、经过和结果以及人物的行为、思想和感情，来呈现一个完整的故事情节。叙事的重要性在于能够使读者更好地理解和体验人类社会的各种经验和情感，了解历史和文化，探究人性和社会现象以及探索人类的内心世界。

叙事是历史写作的传统方法，后被社会学家、人类学家、律师和医生将其作为一种研究方法用于各自领域的研究。20世纪80年代美国发起"合法故事叙事运动"。该运动强调叙事的合法性、真实性和客观性，反对虚假和错误的叙事，旨在建立一个基于事实和证据的叙事体系，促进公众对事实和真相的认识和理解，增强人们对社会问题的思考和判断能力，推动社会进步和发展。

叙事医学（narrative medicine）是一种医学实践和理论，强调在医疗过程中关注、理解和解释患者的生活故事和疾病叙事。通过叙事，医生可以详细了解患者的病情、病史和生活经历，更好地诊断和治疗疾病。同时，叙事也可以帮助医生理解患者的情感和心理状态，增强医患之间的信任和沟通，提高医疗质量和患者满意度。

以上介绍了几种主要的、有代表性的信息收集以及信息分析和组织方法。可以看出，信息创造过程具有多样性和复杂性，能够产生丰富多样的信息形式和传递方式。

2.2.3　信息发布和传播

（1）案例："基因编辑婴儿事件"

信息经过收集和内容组织后形成不同类型的信息产品，后经多种途径进行发布和传播。正式或非正式的信息以及媒介技术都对信息产品的发布和交流产生影响。下面通过回顾"基因编辑婴儿事件"案例，说明不同形式信息产品的发布过程和特点。检索文献来自"中国知网"和"超星发现"。

通常一件事件的发生可以用6W1H来描述，即：What（做什么）、Why（为什么）、Who（谁来做）、When（何时做）、Where（在何处）、Which（什么渠道）以及 How（怎么做）。

"基因编辑婴儿事件"是2018年在中国深圳发生的一起涉及人类胚胎基因编辑的伦理争议事件。该事件的核心人物贺建奎通过私自组织项目团队，编造虚假文件，使用安全性、有效性不确切的技术，实施了国家明令禁止的以生殖为目的的人类胚胎基因编辑活动。

① 事件回放：2018年11月26日，原南方科技大学副教授贺建奎口头宣布一对名为露露和娜娜的基因编辑婴儿于11月在中国健康诞生，由于这对双胞胎的一个CCR5基因经过修改，她们出生后即能天然抵抗人类免疫缺陷病毒（HIV）。

② 媒体报道：

当日：人民网深圳频道 11 月 26 日（吕绍刚、陈育柱）发布《世界首例免疫艾滋病的基因编辑婴儿在中国诞生》网文（现已删除）。文中称："来自中国深圳的科学家贺建奎在第二届国际人类基因组编辑峰会召开前一天宣布，一对名为露露和娜娜的基因编辑婴儿于 11 月在中国健康诞生。这对双胞胎的一个基因经过修改，使她们出生后即能天然抵抗艾滋病。"文汇报、新京报、中国青年网、中国日报网、环球网等众多报纸的网络媒体端及微信平台、公众号相继转发。

事发 1 周内：《新华日报》《北京科技报》和《环球时报》等纸媒分别就该事件进行详细报道。内容多侧重生物学伦理及其带来的后果讨论。标题用语形象、生动（图 2.1）。

"基因编辑婴儿"打开了潘多拉魔盒？	仲崇山；蔡姝雯；王拓；…	新华日报	2018-11-28	报纸
"走过场"还是"真审核"？	赵天宇	北京科技报	2018-12-10	报纸
基因编辑婴儿事件，理性比煽情重要		环球时报	2018-11-27	报纸

图 2.1　报道事件的相关报纸（中国知网）

事发 1 个月内：多家大众杂志刊发相关文章，用通俗易懂的文字揭示事件中隐含的法律和伦理问题。内容侧重人文信息（图 2.2）。

法律问题 基因编辑婴儿事件全面解读		科学大观园	2018-12-15	期刊
基因编辑婴儿事件提醒我们：有个词叫"医学伦理"	安杨	健康之家	2018-12-15	期刊
棒喝"基因编辑婴儿"科学技术商业化应用要坚守道德边界	泽恩；	上海企业	2018-12-10	期刊
基因编辑婴儿的三大法律问题	刘立杰	方圆	2018-12-05	期刊

图 2.2　发表在大众杂志的相关文献（中国知网）

事发 1 年内：有关学术期刊发表权威部门的事件调查和深度思考。文字严谨、内容深刻。多从技术角度探讨基因编辑对人类未来的影响（图 2.3）。

中华医学会医学伦理学分会关于"基因编辑婴儿"事件的呼吁和建议		医学与哲学	2019-01-20
高校研究生学术品德培育研究——基于基因编辑婴儿事件的若干思考	陈莉；高铭竺；	新闻研究导刊	2018-12-25
国家卫生健康委关于"基因编辑婴儿事件"调查结果的回应		中国卫生法制	2019-03-10
从基因编辑婴儿看基因优生学的伦理辩护与疑虑	周滟琳；李瑞全；	医学与哲学	2019-04-05

图 2.3　发表在学术期刊的相关文献（中国知网）

事发 1 年后：多见学术论文、图书、百科全书、学位论文。尽管事件高潮已过，但依然是学术期刊、学位论文和图书讨论的热点（图 2.4）。百度百科已建立"基因编辑婴儿事件"词条。信息内容丰富、全面。

[图书] **人类胚胎基因编辑立法研究** 🗑

作者： 石佳友，曹平

出处： 北京：法律出版社 2022 373页

ISBN： 978-7-5197-6913-0

主题词： 基因工程-立法-研究

摘要： 本书主要从多学科视角下的基因编辑重大疑难问题研究，刑法视角下应当关注现行刑法中相关的罪名适用；行政法领域关注现有规范的层级问题及其科学性问题；民法的研究关注亲子关系的认定问题、胚胎自身的人格尊严问题、......

[图书] **基因编辑婴儿 小丑与历史** 🗑

作者： 王立铭著

出处： 长沙：湖南科学技术出版社 2020 283页

ISBN： 978-7-5710-0402-6

主题词： 生命科学-普及读物

摘要： 《巡山报告》是王立铭教授一个宏大的科学写作计划，他计划用30年的时间，持续观察和分析全球范围内生命科学的最新进展和重大事件，按年整理成书。《基因编辑婴儿：小丑与历史》是这个系列丛书的第一本。王立铭教授......

图 2.4 出版的相关图书（超星发现）

从事件回放中可以明显看出，事发当天，信息主要通过网络新闻媒体甚至当事人口头宣布，速度快，范围广。随着事件的进展，传播内容、受众和传播媒介都发生改变。传播内容由表浅走向深入，由娱乐、科普转向学术；受众从普通大众转向专业人士，传播媒介从网络新闻媒体转向学术性出版物（表 2.3）。

表 2.3 信息创建的过程性

时间	信息产品	信息内容	特点	传播渠道
事发当天	广播、电视、社会媒体网络端、微信、微博、口头、自媒体、视频	Who+ What+ Why	作者：记者、自媒体、当事人本人 信息内容：通俗易懂 传播速度：快 受众：大众 信息评价：非同行评议	网络 口头 搜索引擎
事发1周内	报纸、博客、社会媒体网络端、微信、微博、自媒体、视频、广播、电视	Who+ What+ Why+ Where+ When	作者：记者、自媒体、当事人本人 信息内容：通俗易懂 传播速度：快 受众：大众 信息评价：非同行评议	网络 纸媒 搜索引擎
事发1个月内	商业杂志、博客	Who+ What+ Why+ Where+ When+ Which	作者：专家、学者 信息内容：通俗易懂 受众：大众 传播速度：快 信息评价：非同行评议	网络 纸媒 学术数据库 搜索引擎

（续表）

时间	信息产品	信息内容	特点	传播渠道
事发 1 年内	学术期刊、会议文献	Who+ What+ Why+ Where+ When+ Which+ How	作者：专家、学者 信息内容：严谨、用语专业 传播速度：慢 受众：专业人员、 信息评价：同行评议	网络 纸媒 学术数据库 搜索引擎
事发 1 年后	图书、学位论文、学术论文、百科全书、年鉴、政策指南等	Who+ What+ Why+ Where+ When+ Which+ How	作者：专家、学者、机构 信息内容：事件回顾、问题总结 传播速度：慢 受众：复杂 信息评价：同行评议	纸媒 网络 学术数据库 图书馆目录 搜索引擎

（2）正式信息与非正式信息

依据以上信息创建和传播的特点，可将信息分为正式信息和非正式信息。非正式信息主要包括通过非正式渠道传播的信息，具有流动性强、随意性较大、信息量大且质量难以保证和控制的特点。常见的有口头交流、会议研讨、微信、公众号、微博、博客、论坛和讨论组、网站、网络视频、电视、广播、搜索引擎等。在获取和使用非正式信息时，需要谨慎判断其真实性和可信度，并结合其他正式信息来源进行综合分析和评估。

正式信息通常指经过权威机构或专业人士整理、加工和发布，具有一定可靠性和准确性的信息。正式信息遵循一定的标准和规范，或经过同行评议，以确保其质量和可信度。常见的有学术期刊论文、政府工作报告、公文、政策文件、行业标准和指南、统计数据、专业媒体报道、图书、学位论文、专利等。信息传播主要通过学术数据库、官方网站、图书馆目录等渠道。正式信息具有权威性、准确性和可靠性等特点，但信息获取需要一定的成本和时间投入，存在一定的信息延迟和使用局限性。

下面以学术期刊和非学术期刊为例说明正式信息和非正式信息的差异。

学术期刊（journal）是学术领域重要的信息交流媒介。由学术机构或学术团体出版，其内容主要面向学术界和研究人员。学术期刊论文发表有严格的审核程序，需经过同行评议。目前学术期刊有两种阅读形式：期刊订购和开放获取（open access，OA）期刊。期刊订购需由机构订阅后读者方能阅览。而 OA 期刊文献可直接在线免费阅读。OA 期刊均以电子形式出版。

非学术期刊可以理解为传统意义上的杂志（magazine），包括商业杂志或流行杂志。内容丰富多样，涵盖时事新闻、文化艺术、科学技术、娱乐生活等多个领域的信息。可以由众多作者的作品汇集成册出版，也可以专注于某一特定领域或主题。

表 2.4　学术期刊和杂志比较

区别项	杂志	学术期刊
刊名	短，实用性强	长，常为专业术语
出版频率	周刊、半月刊、月刊	月刊、双月刊、季刊，周刊较少
文章质量评价	无同行评议	有同行评议
论文作者数量	通常为 1 个	多个合作者，来自所属大学或研究机构
论文长度	较短	较长
论文标题	吸引眼球	与研究内容有关，严谨、平直
文摘	无	有
参考文献	无	有
插图	有照片、插图	以文本为主，有图表，很少有插图
广告	有	无
整体风格	轻松、有吸引力	严肃、极少修饰
受众	大众	专业人士
目的	娱乐、科普	学术交流
可得性	容易	需订购或 OA

（3）信息需求选择的底层逻辑

正式信息与非正式信息的选择与信息需求密切相关。信息需求是信息检索开始前的关键步骤，与检索情境密切相关。在考虑信息需求时不但要考虑信息检索的目的、信息内容的准确性，创建时间和传播媒介对信息的揭示同样是重要的影响因素。

你的信息需求：

是以了解某个领域的基本知识、发展现状和研究趋势的查全为主，还是为了解决某个具体的问题抑或是以完成指定的学习目标的查准为主？

是以学术研究为目的，还是以普及科学知识介绍科学常识为动机？

潜在读者群是专业人士还是普通大众？还是两者兼有？

是形成正式信息，还是非正式信息？

选择的传播媒介是快速的非正式渠道，还是时间较长的正式渠道？

但无论以什么意图选择，都应力图找出能体现创建过程的信息产品特性，并重视将信息需求与适当产品相匹配的过程。

在关注信息形式的同时,更应注重的是信息内容的创建和管理。信息内容是信息形式表达的实质意义,信息形式只是信息的外在表现和物质载体。不能仅根据信息形式来判断其价值和意义也应注重内容创造的思维活动和实践过程、信息表达的内涵和传递的意义。抵制将信息形式等同于其所隐含的创造过程的倾向,可以更好地理解信息的本质、信息创建过程的多元化和丰富化,并有效地获取、评价、匹配与自己需求一致的信息。

2.3 知识技能:可以清楚说明,在一个特定学科中,信息创造与传播的传统和新兴的过程

随着计算机技术、电子技术和数字技术的普及,信息创建和传播的渠道发生明显改变。以医学学科为例,传统的医学信息创造主要依赖实验室研究、临床试验、临床病例、文献综述等方式。医学科研人员和临床医生通过大量的实验和观察,发现新的药物、诊断治疗方法或疾病发生机制,并将研究成果以会议或学术论文的形式发布,经同行评审后成为医学知识的重要组成部分。医学知识传播主要依赖医学教育、学术会议和医学期刊等途径。医学院校通过课堂教学、临床实践等方式,将医学知识传授给学生。学术会议和医学期刊提供交流、分享和传播最新成果的平台。

随着信息技术的快速发展,医学领域的信息创造与传播也迎来了新的变革。数字化技术使得医学数据的收集、处理和分析更加高效和精准。医学科研人员通过生物信息学、基因组学等技术手段,深入挖掘生物数据中的信息,发现新的治疗靶点或疾病标志物。3D打印、大数据、机器人和人工智能技术使得医学研究和临床应用更加智能化、个性化和精准化。互联网、移动应用等新媒体平台为医学知识的传播提供了更加便捷和广泛的渠道。医学网站、在线课程、社交媒体、开放科学运动兴起,加速了医学信息的产生、传播和利用。

传统与新兴的信息创造与传播过程相互补充、相互促进。传统方式为新兴方式提供坚实的基础。但不可否认,传统方式存在信息传播速度慢、覆盖范围有限等问题;而新兴方式也面临信息质量参差不齐、隐私保护等亟待解决的问题。

2.4 知识技能:认识到可能因为包装形式不同,信息给人的感觉也会有异

相同内容的信息常有几种不同的媒介形式。书籍、期刊、杂志等传统信息产品有印

刷版和电子版,有些还制作成有声读物,提供不一样的阅读体验。这些相同内容的信息产品被包装成不同媒介形式,给人的感觉也会不同。以视频、图片形式包装的信息能够增加产品的吸引力,快速引起读者注意;如对乳腺癌早发现、早治疗的"粉色丝带"图片宣传效果要远远超过纯文本的内容宣传。融声音、画面、文字为一体的多媒体信息要比单一的媒介冲击力强烈、信息内容丰富、易于接受和理解,但也容易影响对信息的评价和选择。

2.5　知识技能：判断信息形式所隐含的是静态还是动态信息

　　静态信息和动态信息的主要区别在于信息的稳定性和变化性。从信息内容上看,静态信息通常指不随时间改变或变化缓慢、在一段时间内保持相对稳定的信息,如事实、定义、常识、发展相对成熟的学科知识和权威观点等,这些信息具有稳定性和持久性。动态信息则是指随时间而变化或发展的信息,如新闻、市场数据、实时交通信息、实时天气预报、新兴学科的知识、新科技、创新知识等,这些信息具有时效性和变动性。

　　从信息形式上看,图书、期刊、杂志或用电子数字技术制作的各种文档和数据库,能够相对长久地保存。而网站、微信、微博、短视频等网络媒体发布的信息,速度和内容更新快、稳定性差、动态性强,不易保存。

　　从信息物质载体上看,通过物化、活动化、程式化、仪式化的符号载体表达的信息相对稳定,如仪式和习惯、徽章和旗帜、服装和饮食、音乐和舞蹈、美术和建筑、手艺和技能、住宅和庭院、城市和消费方式等。而动作、手势、表情、姿势、视线等体态符号传达出的信息动态性强,不易保存。

　　选择信息时需关注信息的更新频率及信息内容更新的快慢,注重信息时效性和变化频率。当然,静态和动态不是一成不变的。学科发展成熟后,原来的动态信息就会转变成相对稳定的静态信息。

2.6　知识技能：特别关注在不同背景下各类信息产品被赋予的价值

　　不同背景下各类信息产品被赋予的价值呈现出显著的差异性和多样性。除与产品本身的特性和功能有关外,还受到社会环境、文化背景、用户需求等多种因素的影响。

　　信息产品的基本价值在于其传递和存储信息。这种基本价值在不同背景下不会改变,因为信息的产生就是为了传递消息并实现共享。但在不同的社会环境和文化背景下,信息产品被赋予不同的附加价值。如传统的手工艺品、历史文献或古文物承载着深厚的文化内涵和历史意义。此外,用户需求也是影响信息产品价值的重要因素。不同的用户群体对信息产品的需求和期望各不相同。一份相同的市场调研报告,对公司管理人员而言它能在市场决策中发挥作用,但对普通消费者的日常生活影响不大。

2.7　知识技能：将对信息产品的优势和局限性的认识运用到新类型的信息产品中

随着数字技术、人工智能的发展,新类型的信息产品层出不穷。总结已有信息产品的优势和局限性,有利于对新产品的优化使用。

2023 年 ChatGPT 横空出世。这是一款基于 GPT(generative pre-trained transformer)模型的聊天机器程序,由 OpenAI 团队开发。通过大量的文本数据预训练,ChatGPT 能够理解和捕捉文本数据中的规律和语义信息,根据用户提问,生成具有逻辑和连贯性的文本回复。ChatGPT 具有多个应用场景,可以帮助用户撰写邮件、视频脚本、文案、翻译、编写代码、文学创作等,帮助用户检索、整理文献,完成一篇内容完整、质量颇高的学术论文,具有持续学习和改进的能力,目前大有取代数据库、搜索引擎的趋势。ChatGPT 当选为 2023 年 *Nature* 杂志年度科学人物。这是 *Nature* 第一次将评选结果授予一个非人类。

2024 年 2 月,OpenAI 正式发布文生视频模型 Sora。该模型可以根据用户的文本提示创建最长 60 秒的逼真视频。可以深度模拟真实物理世界,生成具有多个角色、包含特定运动的复杂场景。

自 ChatGPT 等生成式 AI 的各种大模型语言出现后争议不断。尽管它们能代替人类完成论文创作、稿件撰写,具有响应速度快,效率高等特点,但其中隐藏的数据泄露、数据造假、用户依赖和误导等问题是新型信息产品功能的局限性的体现,也是人类面临的巨大挑战。将对信息属性的基本认知和信息产品的普遍特性融入到对新产品的认识中去,保持开放和包容的心态,积极面对和接纳,不啻为一种正确的学习态度和学习方法。

2.8　知识技能：在自己创造信息的过程中形成一种认识，即自己的选择将影响该信息产品的使用目的及其所传达的消息

网络社会,我们每个人既是信息消费者又是信息创造者,既可以用非正式信息完成

信息创建,通过非正式渠道发布,也可以通过正式渠道传播自己的研究成果。两种方式都将影响信息产品的使用和信息的传达。

当然,无论如何,都需在创造过程中对自己的产品负责,确保所创造的信息准确、有效,这是信息创建和发布的前提。另一个影响信息产品的使用目的及其所传达的消息的因素是目标受众的需求和偏好。如果是普通受众,可以考虑视频、图片、通俗化语言撰写等元素,选择在微信、微博、网站等社交媒体端发布,这些平台具有传播速度快、吸引力强等特点,可形成扩大信息影响,提高信息传播范围的效果。而如果受众是专业人员,则应注重语言的严谨性和文章的逻辑性,选择正式发布渠道,提升信息的专业性和影响力。

总之,应通过明确使用目的、精心选择内容和元素、考虑受众的需求以及不断反思和调整,力争自己的创作过程和创作成果更具使用价值和影响力。

第 3 章

信息的价值属性

"信息拥有多方面的价值，它可以是商品、教育手段、影响方式以及谈判和认知世界的途径。法律和社会经济利益影响信息的产生和传播。"这是《框架》对该阈值概念的解释。

信息在不同情境下的多重价值具体体现在信息出版、信息获取、个人信息的商品化以及知识产权法。作为一种商品，信息可以被买卖、交换或投资。信息创建者拥有信息并享有信息产生的利益。信息作为一种教育手段用于传授知识、培养技能和提升个人素养。信息又是一种影响方式，影响人们的观念、态度和行为。最后，信息也是谈判和认知世界的途径。谁占有信息越多，谁就对信息拥有控制权和选择权。信息的获取、使用和分享方式受到国家制定的法律和政策影响。社会经济因素则影响信息的生产者和消费者之间的交互，影响信息的流通和价值影响力。

《框架》认为初学者应较深入理解和把握信息价值的多面性及其在信息利用过程中的权利和责任。专家们则应在参与学术活动时对应享有的权利和应承担的责任有一定的了解，明白强大的利益团体可能会利用价值来边缘化某些声音。

在该阈值概念下的 8 个知识技能和应具有的行为方式涉及信息引用、知识产权、信息鸿沟、信息伦理、学术诚信等知识点。下面做详细解释。

3.1 知识技能：恰当地注明出处和引用，表达对他人原创观点的尊重

3.1.1 出处和引注

出处即信息的来源，包括作品名称、作者、出版时间、出版物标题、会议信息等。

引注即引用和注释。引用是对论文中所使用的证据的解释和表达。引用又可分为直接引用和间接引用。直接引用是指逐字逐句，一字不差，一字不漏地引用，需要在原文加引号以区分。间接引用是指提炼他人的观念或见解，以自己的语言来叙述，适用于对

内容的凝练、提炼、小结、关键环节描述等。文献中引用的完整信息可以通过注释或论文最后的参考文献列表方式呈现。

注释是"对论著正文中某一特定内容的进一步解释或补充说明"。注释的形式有夹注、脚注和尾注。夹注指在正文中注释，注文加括号；脚注又称页下注，用注①、注②等符号和正文中序号一一对应。尾注用于较长的注释，排在文末参考文献之前，可分章节。

恰当地注明出处和引用，表达对他人原创观点的尊重，体现的是信息的伦理价值，或信息道德，即在信息创建、传播、管理和利用过程中信息使用者应该遵守的伦理准则和伦理规范。

3.1.2 引用的价值

在柯林·内维尔《学术引注规范指南》一书中，开篇给出了为什么要做引用的6大学术原因：

① 有利于追溯一个思想观点的源头；

② 帮助形成知识网络；

③ 在论文中支持强化你自己的观点；

④ 使论据更具效力；

⑤ 促进知识的传播；

⑥ 认可他人的智慧成果。

从学生角度来说，引用的3个重要原因：

① 参考文献反映了你的阅读情况以及哪些文献对你的论文产生了影响；

② 提供评价标准；

③ 避免抄袭。

可以看出，引用在维护学术诚信，避免剽窃、抄袭等学术不端行为，保障信息可追溯性，实现对学术研究成果的审查和复现，确保信息真实性、可靠性和透明度，促进知识的传播和交流、学术社区的合作和共享，保护自己和他人的权益，推动知识的不断发展和进步等方面发挥了重要作用。

3.1.3 引用的原则

无论注释和参考文献都是引用他人的数据、观点，都应遵守引用的规定和规则。引用证据必须亲自阅读过，确保来源权威、准确、真实、可靠、可信。引文原则上应使用原始文献或第一手资料，凡转引他人成果的，应注明转引出处。

① 引用的必须是他人已经发表的作品。

② 引用需注明出处，应当指明被引用作品的作者姓名、作品名称和出版单位、出版时

间等作品来源,不得损害被引用作品著作权人的利益。

③ 引用的比例应适当,引用的目的仅限于说明某个问题;所引用部分不能构成本人研究成果的主要部分或者核心内容。即他人观点、论据或内容不能构成自己作品的主要观点、论据或内容。

3.1.4　引用的情境

哪些情景下需要做引用? 哪些不用? 对此,柯林·内维尔在书中给出了明确的指示。

(1) 需要做引用的 6 种情境

① 告知读者你的论文中出现的表格、图表、数据、图片和其他资料的信息出处;

② 当描述或讨论某个作者的理论、模型、实践或案例的时候,或者当引用他们的文章来证明你论文中的案例的时候;

③ 用文献来支持和加强你的论证的正确性和重要性;

④ 当你要强调某个在学术界得到一定程度认可和支持的理论、模型或实践的时候;

⑤ 告知读者论文中的引文或定义的第一出处;

⑥ 当转述某个你认为非常重要,或者有可能成为辩论焦点的作者的论文时,而且这时转述内容是超出常识的范围的。

(2) 不必做引用的 4 种情境

① 呈现历史观点时,当你阅读了大量相关文献,自己对某一历史时期发生的事情做出总结的时候,你的总结一般不会引起争议或质疑,那么这时你可以不必做引注;

② 描述自己的亲身经历时;

③ 在结论部分重复之前已提到过的思想时;

④ 概述公认的"常识性"内容时。

常识可以划分为两个基本部分:公共领域的常识和专业领域的常识。公共领域的常识是指一般的、无争议的、公开的、无版权限制的事实。如参考书和百科全书中的无争议的事实信息。对民间传说和传统风俗的概述、常识性观察所得的谚语、格言,也无需引注。每个专业学科领域都有自己的常识信息,如公认的密码、假设、行话、象征符号、公式等,都无需做引注。

3.1.5　参考文献类型

参考文献是"对一个信息资源或其中一部分进行准确和详细著录的数据,位于文末或文中的信息源"。柯林·内维尔将参考文献分为第一手参考文献和第二手参考文献。

(1) 第一手参考文献

所谓第一手参考文献是指由问题事件和问题现象的当事人直接提供的证据,包括创始者发表的理论、思想、解释、定义、实践等。评论家发表的相关言论不属此列。

（2）第二手参考文献

第二手参考文献是指由问题事件和问题现象引发的资料信息，包括他人对理论、模型、思想、定义、实践等的评价和解释。报纸、杂志、参考书及网络的报道内容都属此类。

论文中的核心定义、主要描述、重要引文、关键问题、论点和证据都尽可能选择第一手参考文献。次级定义、事实表述、举例论证、支持证据等内容可以用第二手参考文献。

3.1.6 参考文献选择原则和标准

（1）参考文献选择原则

参考文献的选择应遵循原创性、必要性、重要性原则，不引用与本人论著无关的文献、不故意隐匿重要的参考文献、不因作者或编辑部原因，故意引用本人或某个刊物的文献。

（2）参考文献选择标准

具体可从参考文献的相关性、时效性、权威性和广泛性几项指标考虑（表 3.1）。

表 3.1　参考文献选择标准

相关性和偏见：
文献与你的论文相关性如何，对你的论文是否适用？ 文献反映出的观点是否片面？ 文献语言是否客观？ 是否关注不同观点的论文？如果没有，为什么？
时效性：
文献的出版日期是什么时候？ 文献中的观点、实践和设想等是否合理？ 文献中的观点是否为某个特殊历史时期和地区的产物，是否适用当今社会？ 作者在首次出版文献之后是否更改过自己的观点？如果有，什么时候，为什么，怎么改的？
权威性：
文献是否具有足够的权威性？文献是否可信，是否来自著名的出版刊物？ 其他作者是否引用过或讨论过这篇文献？ 你认为这篇文献是否可信？
广泛性：
文献中的观点、模型或实践是否具有普遍性？是否具有地区局限性或应用局限性？ 文献中的观点是否能够覆盖不同的文化？或只能适用于某种特殊文化？

3.1.7　参考文献著录格式

注释或引用的参考文献格式可依照国家标准、期刊出版机构或相关学术机构的具体要求和规定。

（1）我国国家标准 GB/T 7714—2015《信息与文献 参考文献著录规则》

参考文献可以来自专著（含普通图书、古籍、学位论文、会议文集、汇编、标准、报告、多卷书、丛书等）、连续出版物、专利及电子资源。每一种资源都规定相应的标识代码表示（表 3.2）。

表 3.2　参考文献类型及其标识代码

参考文献类型	文献类型标识代码	参考文献类型	文献类型标识代码
普通图书	M	期刊	J
会议录	C	学位论文	D
报纸	N	报告	R
专利	P	数据库	DB
电子公告	EB	档案	A
计算机程序	CP	汇编	G
舆图	CM	其他	Z
标准	S	数据集	DS

各种电子媒介载体丰富了信息产品的类型，参考文献著录规则对此规定了 4 种不同类型载体相应的标识代码。分别是：

① 磁带（magnetic tape）：MT；

② 磁盘（disk）：DK；

③ 光盘（CD-ROM）：CD；

④ 联机网络（online）：OL。

其中，OL 常出现在参考文献列表中，代表该文献是电子产品，来自于网络资源。

每一种参考文献都有自己固定的表达形式，即著录格式。下面简单列举几种常用的参考文献格式。

① 图书等专著的著录格式：主要责任者. 题名：其他题名信息［文献类型标识/文献载体标识］. 其他责任者. 版本项. 出版地：出版者，出版年：引文页码［引用日期］. 获取和访问路径. 数字对象唯一标识符.

例如：

王家良. 临床流行病学［M］. 上海：上海科学技术出版社，2001.

其中［M］代表专著，是 Monograph 的首字母缩写。

② 期刊论文的著录格式：析出文献主要责任者. 析出文献题名［文献类型标识/文献载体标识］. 连续出版物题名：其他题名信息，年，卷（期）：页码［引用日期］. 获取和访问路径. 数字对象唯一标识符.

例如：

卢俊南，褚鑫，潘燕平，等. 基因编辑技术：进展与挑战［J］. 中国科学院院刊，2018，33（11）：62-70. DOI：CNKI：SUN：KYYX. 0. 2018-11-011.

李幼平，王莉. 循证医学研究方法：附视频［J/OL］. 中华移植杂志（电子版），2010，4（3）：225-228［2014-06-09］. http：//www. cqvip. com/Read/Read. aspx？ id＝36658332.

③ 专利的著录格式：专利申请者或所有者. 专利题名：专利号［文献类型标识/文献载体标识］. 公告日期或公开日期［引用日期］. 获取和访问路径. 数字对象唯一标识符.

例如：

李明强，陶玉，卓陈雅，等. 肝特异性的基因编辑纳米药物及其制备方法和应用［P］. 广东省：CN202210094797. 0，2024-06-14.

④ 除此而外的电子资源的著录格式：主要责任者. 题名：其他题名信息［文献类型标识/文献载体标识］. 出版地：出版者，出版年：引文页码（更新或修改日期）［引用日期］. 获取和访问路径. 数字对象唯一标识符.

例如：

中国互联网络信息中心. 第 29 次中国互联网络发展现状统计报告［R/OL］. （2012-01-16）［2013-03-26］. http：//www. cnnic. net. cn/hlwfzyj/hlwxzbg/201201/P020120709345264469680. pdf.

（2）国际其他参考文献格式

除我国国家标准规定的参考文献著录格式外，国际上还有 MLA 格式、APA 格式、芝加哥著录格式、哈佛格式等。

① MLA（美国现代语言协会）格式常用于人文学科，如文学、语言学等。著录内容包括作者姓名、文章标题、书名、出版时间、期刊名等。

例如：

卢俊南，et al. "基因编辑技术：进展与挑战. "中国科学院院刊 33. 11（2018）：1184-1192. DOI：10. 16418/j. issn. 1000-3045. 2018. 11. 006.

② APA（美国心理学协会）格式常用于社会科学领域，如心理学、教育学等。包括作者姓名、出版年份、文章标题、期刊名、卷号、页码等信息。

例如：

卢俊南，褚鑫，潘燕平，陈映羲，温栾 & 戴俊彪. （2018）. 基因编辑技术：进展与挑战.

中国科学院院刊(11),1184-1192. DOI:10.16418/j. issn. 1000-3045. 2018. 11. 006.

③ 芝加哥格式(芝加哥大学出版社)适用于多种学科领域,包括历史学、艺术史等。可以采用脚注-尾注或者作者-日期两种形式。

例如:

卢俊南,褚鑫,潘燕平,陈映羲,温栾,and 戴俊彪. 2018. "基因编辑技术:进展与挑战."中国科学院院刊 33(11):1184-1192.

④ 哈佛格式通常用于科学、工程、医学等领域,强调作者-日期的引用方式,包括作者姓名、出版年份、文章标题、期刊名等信息。

例如:

卢俊南,褚鑫,潘燕平,陈映羲,温栾 & 戴俊彪 2018. 基因编辑技术:进展与挑战. 中国科学院院刊,33,1184-1192.

3.1.8　参考文献组织方法

位于文末的参考文献有顺序编码制和著者-出版年制两种组织方法。采用顺序编码制组织时,各篇文献应按正文部分标注的序号依次列出。采用著者-出版年制组织时,各篇文献首先按文种集中,可分为中文、日文、西文、俄文、其他文种 5 部分;然后按著者字顺和出版年排列。中文文献可以按著者汉语拼音字顺排列,也可以按著者的笔画笔顺排列。

3.1.9　学术不端行为界定

学术不端是指在科学研究和学术活动中出现的各种造假、篡改、抄袭或剽窃以及其他违背学术共同体道德惯例的行为。以下是几种学术不端行为的界定。

(1) 抄袭和剽窃(plagiarism)

抄袭:行为人将他人作品全部或部分地原封不动或稍作改动后作为自己的作品发表。

剽窃:行为人通过删节、补充等隐蔽手段将他人作品改头换面,而没有改变原有作品的实质性内容;或窃取他人的创作(学术)思想或将未发表成果作为自己的作品发表。

(2) 伪造(fabrication)和篡改(falsification)

伪造:为了达到个人目的而作假,如伪造试验数据、试验结果、专利、履历、论文等。

篡改:为了达到个人目的,主观取舍或修改数据、图表、试验结果,使其不能真实地反映实际情况。

(3) 一稿多投(duplicate submission)和重复发表(repetitive publication)

凡属原始研究的报告,不论是同语种或不同语种,分别投寄不同期刊,或主要数据和图表相同、只是文字表达有些不同的两篇(或多篇)文稿投寄不同期刊均属一稿两(多)投;一经两个(或多个)刊物刊用,则为重复发表。

随着 ChatGPT 等生成式人工智能在各行各业大范围的广泛应用,各种与信息伦理有关的引用和剽窃问题不断引发深入讨论。如何界定 ChatGPT 的应用边界?如何判断 ChatGPT 应用下的抄袭和剽窃?这是全球面临的一个新挑战。

针对学术规范,国家各部委相继发布各种文件和行业标准,各高校制定各自的科研诚信规范(表 3.3)。

表 3.3　我国发布的科研诚信相关文件

文件名称	发布机构	发布时间
《生成式人工智能服务管理暂行办法》	中华人民共和国国家互联网信息办公室等七部门	2023 年 8 月
《科研失信行为调查处理规则》	中华人民共和国科技部等二十二部门	2022 年 8 月
《人工智能伦理问题建议书》	联合国教科文组织	2021 年 11 月
《高等学校预防与处理学术不端行为办法》	中华人民共和国教育部	2016 年 6 月
《学位论文作假行为处理办法》	中华人民共和国教育部	2012 年 11 月
《学术出版规范 期刊学术不端行为界定》(CY/T 174—2019)	中华人民共和国国家新闻出版署	2019 年 5 月
《医学科研诚信和相关行为规范》(修订版)	中华人民共和国卫生健康委、科技部、中医药管理局	2021 年 1 月
《同济大学科研诚信建设与管理办法》	同济大学	2019 年 7 月

3.2　知识技能:明白知识产权是法律和社会的共同产物,随着文化背景的不同而有差异

知识产权是信息价值的法律体现。知识产权(intellectual property)原意为"知识(财产)所有权"或"智慧(财产)所有权"。学者吴汉东认为知识产权是指人们对于自己的智力活动创造的成果和经营管理活动中的标记、信誉所依法享有的专有权利。

广义的知识产权包括著作权、邻接权、商标权、商号权、商业秘密权、地理标记权、专利权、植物新品种权、集成电路布图设计权等。狭义的包括著作权(含邻接权)、专利权、商标权 3 个组成部分。专利权和商标权是工业、农业、商业、林业和其他产业中具有实用

经济意义的一种无形财产权。著作权是指自然人、法人或者非法人组织对文学、艺术和科学作品依法享有的专有权利。我国《著作权法》中所称的著作权即版权。

知识产权制度与社会发展息息相关，是法律和社会发展共同产物。其目的是推动科技、文化发展，文明进步。具体内容和范围因文化背景、法律体系和社会价值观念的不同而有所差异。

1474 年威尼斯颁布了第一部具有近代特征的专利法，是世界上第一个建立专利制度的国家，并于 1476 年 2 月 20 日批准了第一件有记载的专利。1624 年英国制定的《垄断法规》是现代专利法的开始。美国（1790）、法国（1791）、西班牙（1820）、德国（1877）、日本（1826）相继制定了本国的专利法。1984 年 3 月全国人民代表大会常务委员会通过并颁布了《中华人民共和国专利法》。我国《专利法》总则第一条明确制定专利法的目的是"为了保护专利权人的合法权益，鼓励发明创造，推动发明创造的应用，提高创新能力，促进科学技术进步和经济社会发展"。

世界上具有现代意义的版权法案是英国于 1710 年 8 月 10 日通过的《安妮女王法令》。该法令历史上第一次以法律形式确认了作者对于自己作品的印刷出版的支配权，保护出版作品不被抄袭。《安妮女王法令》关于保护主体、权利期限、登记注册和缴纳样本制度以及侵权惩罚等方面的规定，确立了现代版权立法的基本模式，奠定了现代版权法的原则基础。我国《著作权法》总则第一条明确了制定版权法的目的是"为保护文学、艺术和科学作品作者的著作权以及与著作权有关的权益，鼓励有益于社会主义精神文明、物质文明建设的作品的创作和传播，促进社会主义文化和科学事业的发展与繁荣，根据宪法制定本法"。

对于知识产权的保护程度、范围和期限等方面不同国家和地区也存在差异。美国专利有发明、外观设计和植物新品种 3 种专利类型。发明专利保护期自申请日起 20 年，外观设计专利自授权日起 15 年，植物新品种专利自申请日起 20 年。美国版权法规定著作权的保护期为作者终生及其死亡后 70 年。英国著作权保护期与美国类似。我国专利设有发明、实用新型和外观设计 3 种专利类型。发明专利保护期限为 20 年，实用新型保护期限为 10 年，外观设计专利权的期限为 15 年，均自申请日起计算。我国著作权法规定作者人身权的保护期不受时间限制。作者财产权的权利保护期为作者终生及其死亡后 50 年，截止于作者死亡后第 50 年的 12 月 31 日。不同权利期限反映了各国或地区对知识产权的重视程度、对创新和创造的鼓励程度以及对公共利益的平衡考量等因素的不同认知和权衡。

我国涉及知识产权的法律体系包括《中华人民共和国著作权法》《中华人民共和国专利法》《中华人民共和国商标法》《计算机软件保护条例》《中华人民共和国著作权法实施条例》等。

知识产权信息伴随知识产权制度产生,包括专利文献、版权作品和商标文件。随着世界各国知识产权制度相继实施,产生的知识产权信息浩如烟海,尤其是专利信息。据统计,全世界平均每 10 秒产生一件专利申请、每 20 秒出版一份专利文献。最新技术资料的 90%～95%反映在专利文献中。善用专利文献可缩短 60%科研时间、节省 40%研发费用。知识产权信息在鼓励创新和知识产出,促进科技进步、经济增长和文化繁荣中发挥着重要作用。

3.3　知识技能:可以清楚地说明版权、正当使用、开放获取和公共领域的用途及其显著特征

3.3.1　著作权(copy right)

即版权。简单说是作者对自己作品依法享有的专有权利。我国著作权法中作者包括自然人、法人或非法人组织。作品是指文学、艺术和科学领域内具有独创性并能以一定形式表现的智力成果,包括文字作品;口述作品;音乐、戏剧、曲艺、舞蹈、杂技艺术作品;美术、建筑作品;摄影作品;视听作品;工程设计图、产品设计图、地图、示意图等图形作品和模型作品;计算机软件;符合作品特征的其他智力成果。

著作权人享有的专有权利包括人身权和财产权。人身权指作者享有发表权(决定作品是否公之于众的权利)、署名权(表明作者身份,在作品上署名的权利)、修改权(修改或者授权他人修改作品的权利)和保护作品完整权(保护作品不受歪曲、篡改的权利)。财产权包括作者对作品享有的复制权、发行权、出租权、展览权、表演权、放映权、广播权、信息网络传播权、摄制权、改编权、翻译权、汇编权和应当由著作权人享有的其他权利。

我国著作权法中列出的侵权行为有 11 项,概括为未经著作权人许可使用他人有版权作品的行为,即侵犯作者人身权和财产权的行为。判有侵权行为的当事人应当根据情况,承担停止侵害、消除影响、赔礼道歉、赔偿损失等民事责任。除法律问题外,侵权行为还会对学者的学术生涯和职业生涯产生严重的危害。

3.3.2　正当使用(fair use)

正当使用又称合理使用。合理使用目前在著作权界并没有一个清晰的定义和界定。合理使用是美国版权法中使用的概念,英国版权法中表述为合理交易(fair dealing),我国著作权法中则为"权利的限制"。自 1841 年美国法官 Joseph Story 提出著名的合理使用三要素以来,经过漫长的司法实践总结和深化,在 1976 年的美国版权法中提出了"四要

素标准"的界定规则。我国则在 2020 年著作权法中纳入了"三步检验标准"界定规则。

（1）美国版权法合理使用规定和"四要素标准"

美国 1976 年版权法第 107 条"专有权的限制：合理使用"规定的合理使用情况是：为了批评、评价、新闻报道、教学（包括用于课堂的多件复制品）、学术或研究之目的而使用版权作品的，包括制作复制品、录音制品或以该条规定的其他方法使用作品，系合理使用，不视为侵犯版权的行为。

界定合理使用的"四要素标准"是：

① 使用的目的和性质，包括这种使用是具有商业性质或者是为了非营利的教育目的；

② 著作权作品的性质；

③ 同整个有著作权作品相比所使用的部分的数量和内容的实质性；

④ 对使用有著作权作品的潜在市场或价值产生的影响。

（2）我国版权法合理使用规定和"三步检验标准"

我国著作权法第 24 条纳入的"三步检验标准"是：

① 在下列情况下使用作品，可以不经著作权人许可，不向其支付报酬，但应当指明作者姓名或名称、作品名称；

② 不得影响该作品的正常使用；

③ 不得不合理地损害著作权人的合法权益。

具体的合理使用情况是：

① 为个人学习、研究或者欣赏，使用他人已经发表的作品；

② 为介绍、评论某一作品或者说明某一问题，在作品中适当引用他人已经发表的作品；

③ 为报道新闻，在报纸、期刊、广播电台、电视台等媒体中不可避免地再现或者引用已经发表的作品；

④ 报纸、期刊、广播电台、电视台等媒体刊登或者播放其他报纸、期刊、广播电台、电视台等媒体已经发表的关于政治、经济、宗教问题的时事性文章，但著作权人声明不许刊登、播放的除外；

⑤ 报纸、期刊、广播电台、电视台等媒体刊登或者播放在公众集会上发表的讲话，但作者声明不许刊登、播放的除外；

⑥ 为学校课堂教学或者科学研究，翻译、改编、汇编、播放或者少量复制已经发表的作品，供教学或者科研人员使用，但不得出版发行；

⑦ 国家机关为执行公务在合理范围内使用已经发表的作品；

⑧ 图书馆、档案馆、纪念馆、博物馆、美术馆、文化馆等为陈列或者保存版本的需要，

复制本馆收藏的作品;

⑨ 免费表演已经发表的作品,该表演未向公众收取费用,也未向表演者支付报酬,且不以营利为目的;

⑩ 对设置或者陈列在公共场所的艺术作品进行临摹、绘画、摄影、录像;

⑪ 将中国公民、法人或者非法人组织已经发表的以国家通用语言文字创作的作品翻译成少数民族语言文字作品在国内出版发行;

⑫ 以阅读障碍者能够感知的无障碍方式向其提供已经发表的作品;

⑬ 法律、行政法规规定的其他情形。

3.3.3 公共领域(public domain)

公共领域或称公有领域,是著作权法中广泛使用的概念。作品一旦进入公共领域,就表明该作品版权失效,不再受版权法保护,可以被任何人以任何方式阅读、下载、共享,而无需考虑版权的限制问题。

对公共领域一般的理解是指没有被著作权法纳入保护范围的作品、保护期限届满的作品以及权利人已放弃的著作权。因此,有学者指出公共领域至少包括了以下内容:①版权法实施前就已经存在的知识产品,如早期的荷马史诗,古希腊时代的寓言等;②版权保护届满而失效的作品,这是公共领域的最初含义;③版权人有意放入到公共领域的作品,如知识共享(Creative Commons,CC)产生的作品;④因欠缺版权保护要件而不受保护的作品,如不具有独创性的作品、版权法实施早期作者因没有履行版权登记手续被置于公共领域的作品;⑤人类公有的作品及成分,如时事新闻、国家立法、通用数表、通用历法等,及不受版权保护的思想、程序、过程、方法等;⑥基于合理使用而产生的公共领域。

我国著作权法中第5条所列的不受版权法保护的内容即可视为公共领域,主要涉及:①法律、法规,国家机关的决议、决定、命令和其他具有立法、行政、司法性质的文件,及其官方正式译文;②单纯事实消息;③历法、通用数表、通用表格和公式。

公共领域的理念最早可追溯至古罗马的财产法体系。罗马法规定了人类不可私有之物,具体包括共有物(res communes),即供人类共同享用的东西,如空气、阳光和海洋等;公有物(iespublicae),即罗马全体市民共同享有的物,如河川、公路、牧场等;和公用物(resuniversitatis),即市民团体的财产,如戏院、斗兽场等。上述物件不能被看作任何一个人的财产,应视为社会中的所有成员共同享有。罗马法的公共物理论被认为是版权法"公共领域"制度建立的思想基础。而最早将版权法的公共领域的理念吸收进法律条例的是1710年英国颁布的《安妮女王法令》。该法令限定了作品的保护期,将已过保护期的作品允许自由使用,将版权、作者与出版商都确认为"促进知识和学习"的工具,为公共领域制度发展奠定了基础。

公共领域制度有利于保障著作权的专有性被限制在一定的范围之内，从而避免公共领域作品的私有化，具有维护公共教育、信息自由、创作自由、知识共享的功能。其最基本的功能在于让每一个作者都能够自由和不受限制地吸收、借鉴他人作品中体现和附载的思想、信息、知识和事实，以此作为自己作品的重要养料，促进人类知识的无限扩大和积累，实现文化的积淀和传承，推动人类文明进步和发展。

3.3.4　开放获取(open access，OA)

开放获取是一种学术与信息交流机制，也是一种学术出版模式。

20 世纪 90 年代末，以"自由扩散科学成果"为主题的"自由科学运动"提出了开放获取的倡议。2001 年底"布达佩斯开放获取计划"(Budapest open access initiative，BOAI)颁布，公开了开放获取标准和组织形式，并定义 OA 为"在保证文献被准确接受和引用的前提下，OA 允许所有用户进行包括但不限于阅读、下载、复制、传递、打印、检索、超级链接、建立索引以及复用数据等任何合法用途"。

开放获取以 OA 期刊(金色 OA)和 OA 存储库(绿色 OA)两种方式实现。截至 2024 年 7 月，国家科技期刊开发平台(https://opaj.napstic.cn/)发布的 OA 期刊数量近 1 400 种，DOAJ(directory of open access journals)网站(https://doaj.org/)收集的信誉良好的 OA 期刊 2 万多种，论文数量 1 000 多万篇。

2003 年 10 月《柏林宣言：开放获取科学与人文学知识》发布，提出 OA 的保障条件：①在确保作者权利的基础上，作者或版权所有人承诺向所有用户提供免费且不可撤回的复制、利用、传播的权利。②应当以标准格式将作品的完整版本存储到在线存储库中，以支持作品的开放获取和长期保存。

自开放获取倡议实施以来，OA 在促进科学研究的传播和共享，提高研究的可见性和影响力方面发挥着重要作用。但是，由于 OA 期刊上发表的论文基本都以研究成果形式发布，科研过程中产生的大量数据无法获取和阅读。为解决这一问题，2009 年美国政府开放数据门户网站(data.gov)上线，标志着"开放数据"运动开始启动。2013 年 6 月，八国集团首脑在北爱尔兰峰会上签署了《开放数据宪章》，提出开放数据五原则：数据开放为本；注重质量与数量；让所有人使用；为改善治理而发布数据；发布数据以激励创新。随后，一些机构、大学、出版社纷纷建立开放数据系统，创立开放数据期刊。

与此同时，2008 年欧洲科学开放论坛网站发布了由科学共同体起草的"开放科学"的目标。2021 年联合国教科文组织起草《开放科学建议书草案》，其中开放科学被定义为"一个集各种运动和实践于一体的包容性架构，旨在实现人人皆可公开使用、获取和重复使用多种语言的科学知识，为了科学和社会的利益增进科学合作和信息共享，并向传统科学界以外的社会行为者开放科学知识的创造、评估和传播进程"。至此，开放获取运动走过了从开放期刊延伸到开放数据再扩展到开放科学的路程，营造出宽松的科学合作、交流分享的学术环境（图 3.1）。

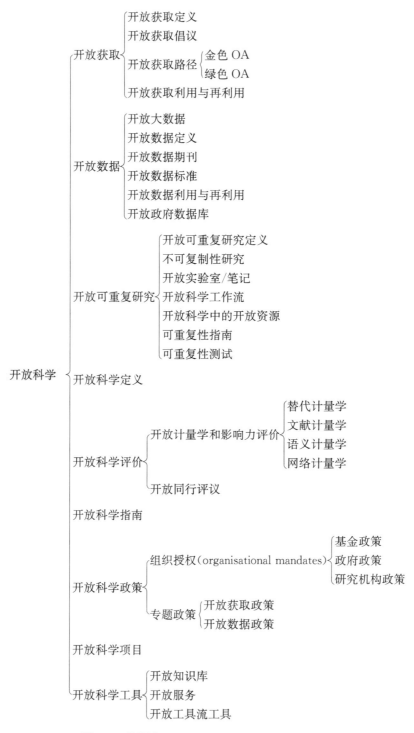

图 3.1 转译自 Copyright：best practices for academic libraries

3.3.5　知识共享(Creative Commons，CC)

随着数字技术的融合和互联网技术的发展，OA 文献和网络数字产品数量增速明显，传统的"保留所有权利"的著作权授权方式已难以满足数字环境下知识创新和信息传播的需要，不能使优秀的作品得到最广泛的传播和最大价值的利用。加之因为缺乏版权人的授权协议致使数字产品著作权保护的无政府状态蔓延。在这种社会大背景下，为合理而有效地解决这一矛盾，"知识共享"应运而生。

(1) 知识共享简介

知识共享，既是一个"为创意作品提供灵活版权"的非营利性组织，又是一种版权授权方式。具体是向公众免费提供一系列独特的作品使用许可协议，为网站、学术、音乐、电影、摄影、文学、教材等创造性成果构建一个合理、灵活的著作权体系。知识共享组织成立于 2001 年，该组织口号为"Better Sharing，Brighter Future"，倡导"有针对性的、包容、公正、公平、互惠和可持续的更好的共享"(better sharing：sharing that is contextual，inclusive，just，equitable，reciprocal，and sustainable)。

知识共享在现有法律框架下，在传统的著作权保护"保留所有权利"(all rights reserved)和公共领域的"无任何权利保留"(no rights reserved)之间开辟了"保留部分权利"(some rights reserved)的道路。即作者在保留某些著作权利的前提下，可以将其作品的部分权利在特定条件下让渡给使用者。这与传统的保留所有著作权利的做法形成鲜明对比，从而使作品使用者在不违反法律的前提下获得更多的创作素材和灵感，也促使作品得到更大范围的传播和利用，实现 CC 创作共享和使用共享的目标。2002 年发布1.0 版许可协议条款，2020 年发布 4.0 版。

(2) 知识共享协议(creative commons licenses)

知识共享协议是一系列向公众免费提供的作品使用许可授权声明。根据许可协议，权利人可自由选择其作品对公众开放的程度，即在保留部分权利的情况下，授权他人按照 CC 许可条款使用其作品，从而避免侵权而获得更多的创作素材。

① 知识共享协议许可要素

知识共享协议许可要素可以理解为"保留部分权利"。包括署名、非商业性使用、禁止演绎、相同方式分享。

署名(attribution，BY)：您允许他人对自己享有著作权的作品及演绎作品进行复制、发行、展览、表演、放映、广播或通过信息网络向公众传播，但在这些过程中对方必须保留您对原作品的署名。

非商业性使用(noncommercial，NC)：您允许他人对您享有著作权的作品及演绎作品进行复制、发行、展览、表演、放映、广播或通过信息网络向公众传播,但仅限于非商业性目的。

⊜禁止演绎(no derivative works,ND):您允许他人对您的作品原封不动地进行复制、发行、展览、表演、放映、广播或通过信息网络向公众传播,但不得进行演绎创作。

◎相同方式共享(share alike,SA):只有在他人对演绎作品使用与您的原作品相同的许可协议的情况下,您才允许他人发行其演绎作品。

注:许可协议不能同时包含"相同方式共享"和"禁止演绎"许可要素,"相同方式共享"要素仅适用于演绎作品。

② 核心知识共享协议

将上述的 CC 协议条款的 4 个组成要素进行组合、搭配,便可构成 6 种核心知识共享协议。6 种核心知识共享协议有不同的许可要素,意味着选择不同许可协议的权利人放弃的权利是不一样的。创作者可以结合自己的情况选择使用,附在自己的作品后即可。知识共享协议不可撤销。

表 3.4 依次列出从最严格到最宽松的 6 种核心知识共享协议,并对各项协议进行解释和说明。

表 3.4 CC4.0 版 6 种核心知识共享协议

许可协议	图形	权利说明
CC BY-NC-ND 署名-非商业性使用-禁止演绎 (attribution, noncommercial, no derivatives)		您可以自由地: 共享——在任何媒介以任何形式复制、发行本作品。 惟须遵守下列条件: 必须给出适当的署名; 不得将本作品用于商业目的; 如果您再混合、转换或者基于本作品创作,不可以分发修改作品
CC BY-NC-SA 署名-非商业性使用-相同方式共享(attribution, noncommercial, share alike)		您可以自由地: 共享——在任何媒介以任何形式复制、发行本作品; 演绎——修改、转换或以本作品为基础进行创作。 惟须遵守下列条件: 必须给出适当的署名; 不得将本作品用于商业目的; 如果再混合、转换或者基于本作品进行创作,必须基于与原先许可协议相同的许可协议分发您贡献的作品

许可协议	图形	权利说明
CC BY-NC 署名-非商业性使用 （attribution，noncommercial）		您可以自由地： 共享——在任何媒介以任何形式复制、发行本作品； 演绎——修改、转换或以本作品为基础进行创作。 惟须遵守下列条件： 必须给出适当的署名； 不得将本作品用于商业目的
CC BY-ND 署名-禁止演绎（attribution，no derivatives）		您可以自由地： 共享——在任何媒介以任何形式复制、发行本作品，在任何用途下，甚至商业目的。 惟须遵守下列条件： 必须给出适当的署名； 如果再混合、转换或者基于本作品创作，不可以分发修改作品
CC BY-SA 署名-相同方式共享 （attribution，share alike）		您可以自由地： 共享——在任何媒介以任何形式复制、发行本作品，在任何用途下，甚至商业目的。 演绎——修改、转换或以本作品为基础进行创作，在任何用途下，甚至商业目的。 惟须遵守下列条件： 必须给出适当的署名； 如果再混合、转换或者基于本作品进行创作，必须基于与原先许可协议相同的许可协议分发您贡献的作品
CC BY 署名（attribution）		您可以自由地： 共享——在任何媒介以任何形式复制、发行本作品，在任何用途下，甚至商业目的。 演绎——修改、转换或以本作品为基础进行创作，在任何用途下，甚至商业目的。 惟须遵守下列条件： 必须给出适当的署名

（3）知识共享协议包含的基本权利

6 种知识共享协议均规定了许可人享有的一系列基本权利，具有共同的特征（表 3.5）。

表 3.5　知识共享协议的基本权利

① **每一种许可协议都能帮助许可人：**

保留著作权；

宣告他人的合理使用、首次销售及自由表达的权利不受许可协议的影响

② **每一种许可协议皆要求被许可人：**

需得到许可人的同意才能从事许可人原本选择禁止的行为，例如：商业性使用，创作演绎作品；

在所有许可人的作品的复制品中完整地保留所有著作权声明；

使许可人作品的复制品皆能链接到原作品所适用的许可协议上；

不得改变许可协议的条款；

不得使用技术手段来限制其他被许可人对原作品的合法使用

③ **只要被许可人遵守许可人所选择的许可协议的条件，则每项许可协议皆允许被许可人：**

复制许可人的作品；

发行许可人作品的复制品；

展览或表演许可人的作品；

通过信息网络传播许可人的作品（比如网络广播）；

逐字将原作品转换成另一种形式

④ **每一种许可协议皆：**

在全世界范围内适用；

有效期至作品著作权保护期届满；

不得撤销

　　鉴于以上权利和限制，在选择知识共享协议时，许可人应确保其作品在 CC 许可协议适用的范畴内，即该作品受著作权的保护；许可人应确保其拥有为作品选择 CC 许可协议的权利；许可人应了解 CC 许可协议如何运作；许可人应明确其要授权的作品的具体形式；许可人如果为著作权集体管理组织的成员，可能无权自行采用 CC 许可协议对其作品进行授权。

　　（4）知识共享协议在公共领域的应用工具

　　知识共享协议下有两种公共领域工具：CC0（creative commons zero）和 PDM（public domain mark）见表 3.6。

　　CC0 是继知识共享协议之后于 2009 年推出的一款许可协议。"如果您是版权或数据库权利的持有者，并且您希望放弃您在全球范围内的作品中可能存在的所有权益，请使用此通用工具"。CC0 可以理解为弃权声明或公共领域捐献。除著作权法规定的作品

外,CC0 还适用于数据库。CC0 的法律权利是无版权。即一旦作品选择 CC0,则意味着任何人可以在不受版权法或数据库使用法律的限制下,出于任何目的自由构建、提高和重复使用该作品。CC0 消解了公共领域内作品共享和再利用的所有障碍,加速了科学数据的获取、整合、参与和分享。

欧洲电子图书馆和纽约大都会博物馆均采用了 CC0 协议,将自己的藏品贡献给公共领域。BioMed Central(BMC)2013 年开始采用 CC0 协议。值得注意的是,CC0 不适用于中国大陆,因为中国著作权法不允许作者放弃作品的人身权利。

PDM 可以翻译为公共领域标记,即为已经不受已知版权限制的作品做标记或标签。通常是博物馆、图书馆等文化遗产机构收藏的已经过时的绘画、书籍、手稿、照片和其他作品。PDM 仅具有标记和标签功能,只能用于标记世界各地已经不受已知版权限制的作品,为该类型作品的发现和使用提供便利。

不同于 CC0 或 CC 许可协议,PDM 没有附带的法律法规或协议,不会影响作品的法律状态或作者、鉴定人或其他人的合法权利。PDM 还能帮助验证作品的版权状态并了解更多关于作品的信息。PDM 需谨慎使用。

表 3.6   CC01.0 和 PDM1.0 协议

协议	图形	权利说明
CC01.0 无版权(no copyright)		无版权 在作品上适用该文本的人已经将作品贡献至公共领域,放弃所有他/她在全世界范围内基于版权法对作品享有的权利至法律允许的范围,包括所有类似和邻接权利。 您可以复制、修改、发行和表演本作品,甚至可用于商业性目的,都无需要求同意
PDM 1.0 无版权(no copyright)		无版权 作品已被确认为免于版权法已知权利的限制,包括所有类似及邻接权利。 您可以复制、修改、发行和表演本作品,甚至可用于商业性目的,都无需要求同意

(5)知识共享协议在开放获取出版领域的应用

知识共享协议在 OA 出版领域的应用主要体现在为 OA 期刊提供开放存取协议(open acess license)。因为只有签署公开出版协议,学术论文和图书才能公开发表和出版。知识共享协议的授权方式简便易行,解决了传统著作权保护模式所遇到的诸多问题,特别适合数字化时代著作权保护与利用的新要求。世界许多出版商都普遍使用 CC

作为自己的公开出版协议。如施普林格·自然系列期刊中所有 OA 选项期刊都提供 CC-BY 许可协议。谷歌使用 CC BY 4.0 发布 Quick Draw 数据集,将数据共享给开发者、研究者和艺术家,以供探索、研究和学习之用。全球最大的开源出版商 BioMed Central 采用 CC BY 4.0 及 CC0 协议完成其"降低开源成本,促进科技开源"的使命。

截至 2022 年,互联网上可获取的 CC 协议产品已达 25 亿。知识共享组织已与多个国家、地区和组织机构建立合作关系。中国人民大学法学院于 2004 年 1 月与知识共享组织签署了合作谅解备忘录,成为该组织在中国大陆的合作机构。CC 中国大陆的作品不仅包含文艺音乐与狭隘意义上的创作概念,同时也囊括科学作品、农村生活以及边缘群体的创意与作品。中国大陆首部采用知识共享许可协议出版的医学著作是孔伯华国医学堂创办人孔令谦主编的《孔伯华中医世家医学传习录》。其以知识共享许可协议中的署名-非商业性使用-禁止演绎的著作权条款正式出版。

著作权、合理使用、公共领域都是著作权法中被广泛使用的概念。知识共享协议则是网络普及时代数字化产品知识产权发展的产物。了解这些概念及其各项权利规定,有助于提高对信息价值的深入认识和理解,有助于保护自己作品享有的各种权利,同时避免侵权行为和学术不端行为的发生。

3.4　知识技能:明白在信息产生和传播系统中,一些个人或群体是如何以及为什么被忽视或排斥的

在信息产生和传播系统中,一些个人或群体被忽视或排斥存在多种原因,涉及多个方面。

信息社会的受众既是信息的消费者,又是信息的生产者。作为社会大众的一员,受众享有传播权、知晓权和媒介接近权 3 项最基本的权利。传播权即受众有权将自己的思想、认识、观点通过言论、著述等活动表现出来(信息生产过程),并有权通过一切合法手段和渠道加以传播。知晓权是指获得与自己生存、生活所需各种有用信息的权利。意味着国家公共权力机构对公民负有信息公开的责任和义务。媒体接近权指一般社会成员利用传播媒介阐述主张、发表言论及开展各种社会和文化活动的权利。其核心内容是要求传媒必须向受众开放。

由于传播媒介技术的更新迭代和使用与社会成员的经济地位和社会阶层密切相关,信息社会面临着从知识鸿沟、信息鸿沟到数字化时代的数字鸿沟和数据鸿沟的转变。1970 年美国学者蒂奇诺等提出著名的"知沟"理论,即"由于社会经济地位高者通常比社会经济地位低者更快地获得信息,因此,大众媒介传送的信息越多,这两者之间的知识鸿

沟也就越有扩大的趋势"。1974 年,N. 卡茨曼提出"信息沟"理论,主要观点是:新媒介技术带来整个社会的信息流通量和接触量的增大,但对新技术的使用带来的利益并非对所有成员都是均等的。信息能力较强的人要比能力较弱的人具有更多的信息使用和信息获取优势。这是因为信息能力强的人对信息的敏感度、信息技术使用的主动性和积极性以及经济条件的优势都超过能力弱的人。进而造成信息富有者和信息贫穷者的两极分化,即所谓的"马太效应"。

信息社会发展到以数字技术为主要传播手段的今天,"数字鸿沟"和"数据鸿沟"越发突显。

"数字鸿沟"的概念起源于 1999 年美国国家远程通信和信息管理局发表的一篇《在网络中落伍:定义数字鸿沟》的报告,是指不同群体在电信接入和使用方面的差距。经济合作与发展组织(Organization for Economic Co-operation and Development,OECD)在 2001 年的报告中将其定义为"不同社会经济层次的个人、家庭、企业和地理区域之间在获取信息和通信技术和将互联网用于各类活动的机会存在的差距",其核心是社会群体之间的差异。随着大数据的应用和发展,数据的价值引发越来越多的重视和研究。OECD 2021 年报告中认为数据是数字鸿沟的一部分。赵付春等将数据鸿沟定义为:不同人群、企业、政府或地区在接入和使用数字技术的过程中,因数据接入、处理和利用方面的机会和能力不同而导致的获得数字技术服务的差异。认为数据鸿沟涉及数据资源的生产,用户既是消费者又是生产者。除传统的经济收入、社会地位等因素影响外,每个人加工处理信息的意识、能力与效率不同、数据使用者的数据分析、处理和应用能力及隐含在算法中的歧视、使用数据的权利分配不平等原因导致数据鸿沟的产生。

从全球范围来看,依然存在"数字富有国"和"数字贫困国"之间的两极分化现象。发达国家经济、教育、科技发达,数字基础设施完善,居民受教育程度高,信息素养能力强,享受更多的数字发展红利。据世界经济合作与发展组织等推测,2022 年欧洲互联网使用率达 80%,而非洲只有 22%。另一个原因是世界信息和数据生产和流通的不平衡、不平等结构依然存在,少数发达国家控制和垄断信息的生产和传播。

除国家间的数字鸿沟,还有国家内部的城乡差距、性别差距和年龄差距。在互联网数字技术使用上,城市比农村有优势、男性比女性有优势、年轻人比老年人有优势。大型媒体公司和政治精英掌握着更多的资源和话语权,在残疾人士、老年群体或其他边缘化群体存在偏见和歧视,媒体更倾向于报道吸引广告商或受众注意的内容,政治压力和审查制度等都会导致个人或群体在信息传播中被忽视或排斥,这是多种因素的综合结果。

3.5 知识技能：认识到获取或缺乏获取信息源的问题

目前常见的学术性信息或信息资源获取渠道有订购和 OA 两种渠道。

订购期刊或订购数据库等信息资源通常由机构或高校根据自己的经费和用户需求选择性地购买。至于购买信息资源的种类和数量则由订购单位的经费数额和用户的需求特点决定。例如，综合性大学经费相对较多、学科专业种类繁多，订购的信息资源种类和数量一般都超过专业单一的高校的信息资源。在这种情况下，如果是非订购单位的用户，则无法享受到免费使用的权利。信息受到获取渠道的影响。另外，由于数据资源涨价等问题，也限制了高校和机构的购买力，信息获取成本相应提高。

自 2002 年开放获取运动发起以来，科研成果自由传播与广泛获取、信息平等与公正使用的理念广为接受，开放数据、开放科学方兴未艾。开放获取的信息数量激增。在 DOAJ(Directory of Open Access Journals)网站，从 2003 年几百种 OA 期刊发展到 2024 年的 2 万多种，OA 文献数扩增到数百万篇。OA 突破了传统的信息使用限制，极大拓展了信息获取途径，有力地促进了学术交流、出版及学术生产力的提高。

尽管如此，信息获取还受到获取技能和信息素养能力较低、跨地区使用限制、语言使用困难、社会、政治、文化和经济障碍等多种因素影响。同时，在个人获取信息时，还将遇到信息过载、信息大量涌入导致筛选和判断的困难，难以确定哪些是有价值的信息，甚至难以判断信息搜索在什么时间结束。此外，信息茧房，算法和个性化推荐等功能导致接收到的信息范围和视野变得狭窄和单一。虚假信息、误导性内容和谣言的传播、隐私和安全问题等，都影响信息的获取和信息的质量。

3.6 知识技能：判断信息发布的途径和方式

信息出版速度、出版机构大小、编辑或出版商的偏好、正式或非正式的信息以及媒介技术都会对信息发布和交流产生影响。信息发布须考虑信息交流的目的、发布平台的特点、发布信息类型、目标受众和个人使用传播技术的权限和能力等因素。

3.6.1 常见信息发布平台

（1）社交媒体：如微博、微信、抖音、小红书、Facebook、X(原 Twitter)等，适用于快速传播、互动性强的内容。

（2）新闻网站：如新浪新闻、腾讯新闻等，用于新闻发布和时事报道，常用于政府、全球信息的发布和交流。

（3）博客和论坛：如新浪网站提供的个人博客、豆瓣设立的不同兴趣小组等。

（4）电子邮件和通讯软件：用于点对点或群组内的信息传播，这是最常见与最传统的信息发布平台。

（5）官方网站和在线商店：企业、机构或产品信息的发布，包括公告、产品详情、促销活动等。

信息内容形式包括纯文本、图片、视频、音频或多媒体。根据内容形式选择适宜的平台，能够提高信息发布效率，如简单的文字信息，可以通过短信、电子邮件、社交媒体状态更新等方式发布。视觉内容，常在社交媒体、图片网站（如 Instagram、Flickr）上分享。动态视觉内容，常在视频分享平台（如 YouTube、Bilibili、抖音）上发布。播客、电台节目等音频内容常在音频应用平台（如喜马拉雅、Spotify）上发布。

3.6.2　目标受众

（1）公众：面向广大网民的信息，通过社交媒体、新闻网站等广泛传播。

（2）特定群体：面向某一行业、兴趣小组或专业社区的信息，可通过专业论坛、邮件列表、封闭社交群组等发布。

（3）内部员工或会员：面向企业员工的内部网站、员工通讯系统，面向特定会员的专享平台等。

3.6.3　发布目的

（1）品牌宣传：通过广告、公关活动、社交媒体营销等方式发布。

（2）销售推广：通过在线商店、电商平台、促销邮件等方式发布。

（3）教育培训：通过在线课程平台、教育机构网站、网络研讨会等方式发布。

（4）公共服务和通知：通过政府公告、紧急通知系统、社区服务网站等方式发布。

3.6.4　发布者的身份和权限

（1）个人：个人博客、社交媒体个人账户等。

（2）组织或企业：官方网站、企业社交媒体账户、新闻发布系统等。

（3）政府机构：政府网站、官方公告渠道等。

3.6.5　发布时间和频率

（1）实时发布：如直播、即时通信软件中的消息等。

（2）定期发布：如新闻通讯稿、月刊、季度报告等。

（3）不定期发布：根据事件或需求临时发布。

针对学术性信息，如会议、研讨会、讲座、期刊论文等，可选择以学术信息交流为主的平台，如中国学术会议在线等学术会议网站、学术数据库网站、学术交流专业论坛等。同时考虑学术交流目的、传播时间、目标受众、交流语境等，可参考上述所列信息。

3.7　知识技能：明白个人信息商品化和在线互动如何影响个人获取到的信息，以及个人在线生成或传播的信息

3.8　知识技能：在线活动中，对个人隐私和个人信息商品化的问题保持高度清醒的认识，并做出明智选择

3.8.1　个人信息和隐私法律定义

3.7 和 3.8 两项知识技能都涉及个人信息商品化和个人信息保护的问题。

个人信息商品化的实质是个人信息的商业化利用。2021 年 1 月 1 日起施行的《中华人民共和国民法典》第 1034 条指出，"个人信息是以电子或者其他方式记录的能够单独或者与其他信息结合识别特定自然人的各种信息，包括自然人的姓名、出生日期、身份证件号码、生物识别信息、住址、电话号码、电子邮箱、健康信息、行踪信息等"，明确自然人的个人信息受法律保护。健康信息包括自然人的身体健康状态、就医信息、身体特定信息以及遗传基因信息等内容；行踪信息包括自然人的实时定位信息、住所地信息、日常出行信息、途经地点信息等内容。对于隐私的定义，我国《民法典》第 1032 条认为"隐私是自然人的私人生活安宁和不愿为他人知晓的私密空间、私密活动、私密信息"。明确规定自然人享有隐私权。任何组织或者个人不得以刺探、侵扰、泄露、公开等方式侵害他人的隐私权。

3.8.2　个人信息商品化成因

在普遍主动生产和主动消费的当下，信息消费者利用在线互动平台主动地发表观点、分享经验，或以在线方式召开学术会议，打破传统媒体对信息传播的垄断，成为信息的生产者，使得个人声音更多地被听到和看到，为个人信息的收集提供便利。同时，个人信息处理者为达到其商业目的经常通过政府公开信息、社交媒体、购物消费平台、搜索引

擎、App 等工具收集存储个人信息,分析用户的搜索历史、购买记录、浏览习惯,产生出有商业利用价值的信息资源,提供给有需求的商家或平台等信息利用方用于商业决策和产品研发,个人信息被商业化应用。常见的服务形式有商家或平台会根据大数据分析个人信息的结果向个人推送个性化、定制化的信息。

多数情况下,个人作为信息主体并不知道自己的信息被采集、利用、交易,更不清楚个人信息被整合、分析以及将来的用途。经常出现个人信息处理失当行为,引发隐私泄露、信息滥用等问题。

为此,个人有必要了解我国《民法典》在个人信息处理和隐私保护等问题的法律规定。同时,作为一名救死扶伤的医务工作者,有必要了解《民法典》中与保护患者信息相关的法律条款。

3.8.3　个人信息保护的法律规定

我国《民法典》规定,个人信息处理应当遵循合法、正当、必要原则,不得过度处理的规则。信息处理者不得泄露或者篡改其收集、存储的个人信息;未经自然人同意,不得向他人非法提供其个人信息;应当采取技术措施和其他必要措施,确保其收集、存储的个人信息安全,防止信息泄露、篡改、丢失。个人或自然人可以依法向信息处理者查阅或者复制其个人信息;发现信息有错误的,有权提出异议并请求及时采取更正等必要措施;发现信息处理者违反法律、行政法规的规定或者双方的约定处理其个人信息的,有权请求及时删除。国家机关、承担行政职能的法定机构及其工作人员对于自然人的隐私和个人信息,应当予以保密,不得泄露或者向他人非法提供。

医疗机构及其医务人员应当按照规定填写并妥善保管住院志、医嘱单、检验报告、手术及麻醉记录、病理资料、护理记录等病历资料。患者要求查阅、复制前款规定的病历资料的,医疗机构应当及时提供。对患者的隐私和个人信息应当保密。泄露患者的隐私和个人信息,或者未经患者同意公开其病历资料的,应当承担侵权责任。

3.8.4　个人信息保护的态度和责任

在接受互动信息以及生产和传播信息时,每个人既是信息的消费者又是信息的生产者,都应在法律的框架内努力做到:

① 保持开放和多元的信息来源。不能只依赖单一的信息来源或观点。网络的信息推送,无形之中限制了个人信息获取的广度和多样性,加剧了"信息茧房"效应,应主动寻求多种不同的声音和观点,避免陷入信息孤岛。

② 学会批判性思维。对接收到的信息学会利用信息评价和分析工具对信息来源、内容进行综合评价。

③ 个人在生产和传播信息时需注意审视自身的信息倾向性。每个人的信息倾向性都会影响他人对信息的接收、理解和解读,进而影响他人的决策和行为。因为人们往往倾向于接受与自己观点相符的信息,而忽略或质疑与自己观点不符的信息。这种倾向性容易导致他人对事件认识的偏见和误解。审视自身的信息倾向性不仅有助于更准确地理解和解读信息,还能提升个人的决策能力和社交能力,降低信息倾向性的负面影响。

④ 主动寻求反馈。与他人交流并分享自己的观点,听取反馈和意见,发现自身可能存在的信息倾向性,并进行调整。

⑤ 培养客观中立的态度,理智分析接收的信息,尽量以事实和逻辑为依据,不被个人情感或偏见左右。

总之,在利用互联网进行信息交流和传播时应熟悉和遵守相关的法律法规,对个人信息商品化保持谨慎,增强个人信息和隐私的保护意识。国家机关应加强监管和执法力度、推动个人信息合理利用和共享机制的建立,促进个人信息的合理利用和价值发挥。

第4章

权威的构建性与情境性

《框架》认为"信息资源反映了创建者的专业水平和可信度,人们基于信息需求和使用情境对其进行评估。权威性的构建取决于不同团体对不同类型权威的认可。权威性适应于一定的情境,因为信息需求有助于决定所需的权威水平"。权威是被构建出来的,权威具有使用的情境性。权威的构建需要长期的学习、研究和经验积累。权威情境性是指权威是相对的,受环境、文化、专业背景和特定条件的影响。某领域的权威并不一定是其他领域的权威。大学和教授被视为学术界的权威,法院和法官被视为法律领域的权威,知名的医生被视为医学领域的权威。不同情境下,权威表现出不同的特征和影响力。

初学者需要依赖基本的权威指标对权威做出判定。而专家们则应以知情而审慎的态度看待权威,并开放地接受新观点、不同的声音以及学派思想的变化。"权威的构建性与情境性"阈值概念下列有 6 个知识技能。涉及权威的类型、权威指标和获取工具、个人信息保护等知识点。下面做详细介绍。

4.1 知识技能:明确权威的类型

"权威是一种权力,并伴随着可以行使这种权力的权利。这种行使权力的权利通常来源于法律、习俗或道德准则。"这是美国公民教育中心出版的《民主的基础》一书中对权威的解释。权威是指支配我们生活的规则和人。法律、习俗或道德准则赋予某些规则和人以权利来行使权力,使其成为某个行业或领域的权威,使之具有权威性。

法国著名政治思想家耶夫·西蒙在《权威的性质与功能》中定义权威是"一种属于一个人并通过一种命令而得到实施的作用力(an active power),该作用力通过被另一个拥有自由意志的人看作是行动规则的实践判断而得到实施"。两种权威定义,前者更多地从社会学角度,后者从政治角度探讨权威的本质。简单说,权威是施加的一种作用力,无论这种作用力来自何方、何处,如何形成,都对被支配者产生深刻的影响。

德国著名社会学家马克斯·韦伯在其关于权威的系列论述中并未对权威给出明确

的定义,只是在社会学范围内将人类社会的合法性权威设定为3种类型:传统型权威、卡里斯玛型权威和理性权威。传统型权威是指建立在古老传统和惯例上的权威,诸如家长制、家产制、世袭制、封建领主制等制度下形成的自然而然的权力。权威的合法性来自过去的传统、风俗、等级、习惯赋予的权利。这种权利行使的权力构建了传统型权威。卡里斯玛型权威是指能够以一种理念或目标将人们聚集起来的超凡的魅力权威,例如一位领袖、英雄或至高无上的统治者。"卡里斯玛(chrisma)"是早期基督教术语,解释为"魅力""天赋特质""感召力"。其权威的合法性来自个人魅力、非凡的品质或超自然的力量,被认为具有了行使其权威的权力。理性权威是指建立在对法律、官僚体制和法定授权的职能的服从之上的权威。这种权威的产生不是基于对个人的忠诚或个人魅力的崇拜,而是对被授权的组织机构职能和制度的信任。现代国家、政府和机构是理性权威的代表。

针对信息素养教育领域的权威构建和情境性,在此只讨论理性权威和卡里斯玛型权威对信息评价和获取的影响。

4.1.1 理性权威

韦伯认为理性权威的实施有赖于一个稳定的官僚制系统和长久的法律法规。这些官僚制系统有一系列明显的特征:固定的、官方的管辖区域,依照制定的规则进行统一管理;建立由上级监督下级、下级服从上级的等级森严的行政管理体制;对文件和档案进行维护与保管;具有与私人生活分离的办公场所和公私分明的生活理念;称职的工作人员;专业化的职能分工。正因为有一个稳定的官僚制结构和相应的法律法规,作为理性权威实践的代表,各国政府、国际组织和非营利性机构在项目实施和运作中具有众多战略优势,发挥了权威的引领和示范作用。

以全球抗击艾滋病资金捐赠为例。2003年发起的美国"总统防治艾滋病紧急救援计划(President's Emergency Plan For Aids Relief,PEPFAR)"旨在向世界贫困国家的艾滋病患者提供治疗药物,阻止不断蔓延的艾滋病感染,拯救患者的生命。这是迄今为止美国针对单一病种制定的最大规模的国际健康救助计划。截至2023年,该计划已投入了1 000亿美元,挽救了2 500万人的生命,成功控制全球50多个国家的艾滋病疫情,有效阻止艾滋病的传播,取得了令人瞩目的成就。同时,全球抗击艾滋病、结核病和疟疾基金会和比尔和梅琳达·盖茨基金会相继投入巨额资金参与到世界艾滋病防控之中。世界卫生组织和联合国艾滋病规划署2003年提出"3/5"目标,即到2005年底向发展中国家300万人提供抗逆转录病毒治疗,号召全球发达国家全力推动发展中国家艾滋病预防和控制,以确保世界上贫穷国家的感染者得以共享现代医学成果,实现全球健康公平。这些国际组织或非营利机构主导的卫生项目在抗击艾滋病中发挥了重要作用。

4.1.2 学术卡里斯玛型权威

"学术卡里斯玛型权威"是指学术界中的特定群体、个体或物体在特定学科领域或者在特定问题上所施加的影响力和感召力,通过学术"领袖"或学术物件等多种形态体现出来。可以是个人、机构,也可以是某个物件。

学术权威的特征包括:

(1)专业知识和经验:学术权威通常具有深入的专业知识和丰富的学术经验。在各自领域内有着广泛的学术背景和研究成果,能够深入理解并解决该领域的复杂问题。

(2)学术声誉和影响力:学术权威的研究成果和观点通常受到同行和学术界的高度认可和尊重。研究成果发表在高水平的学术期刊上,并被广泛引用和借鉴,对该领域的学术发展产生重要影响。

(3)教育和指导:学术权威在教学和指导方面也往往拥有丰富的经验和优秀的能力。他们通常是大学教授、导师或者学术领域内的领导人物,通过教学和指导培养出一代又一代的学术接班人。

(4)学术道德和责任:学术权威通常以严谨的学术态度和道德规范为准则,秉持诚实、正直和公正的原则从事学术研究和教学活动,为学术界树立了良好的榜样。

卡里斯玛式的学者因其丰富的经验、深厚的知识和卓越的成就在特定学术领域内获得广泛认可和高度尊重,拥有非凡的声望,这些对于塑造学术环境、推动学术进步和发展、激发学生兴趣、促进知识传播有着重要的价值。当一个卡里斯玛式的人物周围聚集起一批门徒,其观点和学说就有可能成为整个世界理所当然通行的规则和标准。雅典苏格拉底、中国孔子是学术卡里斯玛的典型代表。

学术卡里斯玛也可以通过某种物件或动作体现出来。例如教授座椅、毕业典礼上的拨穗仪式、名人用过的教材、讲义、学术荣誉、学位、专业职称、学术职位等都传递出权威的特性。

在中世纪和近代早期的大学里,卡里斯玛被赋予到服饰、教椅、书本、办公室、头衔、画像、摆设及类似事物之中。例如自己教师用过的课本、教授座椅、大学教席、大学教学楼走廊里挂出的教授画像等。这是早期卡里斯玛式人物自我实现的主要方式。当然,有些物件目前依然发挥着权威的作用。

洛根于 1694 年出版的《图说剑桥》中的一幅"学者的尊卑次序和服饰"插图生动反映出以等级和次序为核心的传统学术体制精神和学术卡里斯玛。该图展示的是剑桥大学学者的游行序列和服饰。学生和教师按照学术体制从低到高的次序排列。最上排最先出场的是地位最低的学生,最后一排正中是最后出场的剑桥大学名誉校长。游行的行进顺序是学士—硕士—博士。学科的排列顺序是艺文和哲学(以及科学)—法学/医学—神学。神学占据最高贵学科的荣耀地位。人物的服装随着地位上升则愈显精致和昂贵。
（图4.1）

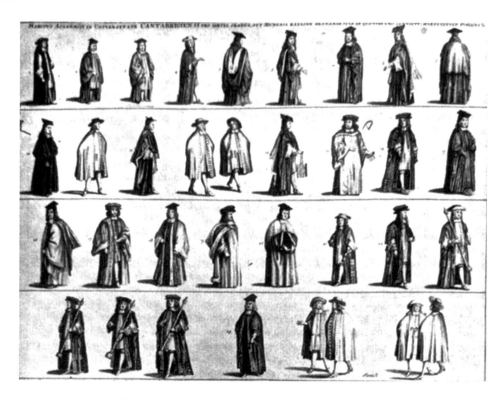

图转引自《象牙塔的变迁——学术卡里斯玛与研究性大学的起源》
图4.1 学者的尊卑次序和服饰

传统的课程目录的排序也体现出学术卡里斯玛的特性。近代早期德语地区大学的课程目录不再将重点集中在出场顺序和服装次序上，更注重的是教授、科系及教席的排序。在一份巴塞尔大学1690/1691学年拉丁语课程目录中，首先出场的是一校之长的名字LVCA BVRCKHARDO，以粗体字显示在目录的最上层的中间。其次是课程目录，排序的主体是教授，讲师并没有出现或者出现在目录的最底部。而教授的排序则按科系顺序编排。传统科系的尊卑次序最高级的是神学教授，其次是法学教授、医学教授，再次是艺文和哲学（科学）系教授。音乐、法语、意大利语讲师则排在最末位，位于页面的最底部。课程目录用拉丁语编写，因为拉丁语是中世纪和近代早期大学表现自己的一种方式，同样包含着传统型权威和学术卡里斯玛魅力。

具体到某学科科系内部的排序，传统大学中至少有以下4项可能的排列标准或考虑因素：

（1）按学位的种类排列（如剑桥大学的游行序列）。

（2）按获得学位的日期排序。获得学位的时间长短决定尊卑次序和资历。成为硕士或博士的时间越早资历越高。

（3）按获得教授职位的日期排序。获得教授职位的时间先后决定尊卑次序和资历。在某科系担任正教授的时间越长,资历越高。

（4）按（1）—（3）综合评估排序。

巴塞尔大学课程目录总体依据在科系中享有教授职位的时间长短决定学术尊卑次序。每个科系提供 3 个正教授职位,依次是首席、二席、三席。各系任职时间最长的资深教授通常占据首席教授席位。这反映传统社会中职位的卡里斯玛。

到 18 世纪中叶,研究型大学逐渐形成。课程目录的传统编排方式逐渐向理性化的学科秩序转变,主要按主题和学科排列,大学教师不再按资历排序。除了院长拥有职位授予的传统卡里斯玛外,论资排辈和学术尊卑次序的传统权威已经让位于字母顺序的理性次序。当然,许多传统性卡里斯玛仍传至今日,例如教授座椅、悬挂在教学楼走廊的院士画像等。

现代学术卡里斯玛权威合法性来自多个方面,包括学术成就,具有某个公职或头衔（如诺贝尔奖获得者、大学校长、研究所所长、院士等）,具有一定的社会地位或声望,或者经历博士学位、博士后学习过程,或参与国家重大工程、重大项目建设等特殊事件,这些都体现出学术卡里斯玛的权威特征。

4.2　知识技能：认识到权威的内容可以被正式或非正式地包装,并且其来源可能包括所有媒介类型

权威内容通常指在特定领域或主题上具有高度可信度、认可度和专业性的信息。通常来自专业领域的专家、权威机构、学术研究或其他可靠来源。权威内容具有专业性、可信性、准确性、更新性、权威性等特点。

所谓正式或非正式包装可以从信息内容呈现和表达形式上来区别。由学术期刊、学术出版社或其他正式机构出版的学术论文、书籍等,由专业机构或政府机构发布的研究报告、统计数据,由学术会议出版的论文集和摘要以及一些官方机构、大学、研究机构维护的网站,信息的发布经过严格的编辑和同行评审,具有高度的专业性和可信度,均可视为正式包装的权威内容。一些专家或权威人士通过博客、社交媒体、在线论坛或讨论组等方式分享的经验和见解,可视为非正式包装的权威内容。

随着数字时代的发展,相同权威性内容可以通过多种不同媒体形式呈现,包括文字、图片、音频、视频等。还可以通过讲座、采访、博客、社交媒体等方式分享自己的专业成果

和专业知识。

综合来说,无论正式渠道还是非正式渠道,无论传统印刷媒介还是现代数字媒介,权威内容的传达呈现多媒体融合和多渠道特点。在选择、评估权威内容时应该同时考虑到信息的来源、媒体类型、包装方式等多个因素。

4.3 知识技能:使用研究工具和权威指标来判定信息源的可信度,了解可能影响这种可信度的因素

互联网能够处理的信息量令人难以置信,尤其是人工智能大语言模型的应用,几乎可以回答图书馆无法提供答案或者无法回答的任何问题。但关键是并不是所有的信息都有可靠的质量和使用价值,都能满足信息需求。对信息进行必要的评价是保证信息质量的重要环节。

利用研究工具和权威指标判定信息源的可信度,是初学者必须要掌握的知识。此处信息源的评价有广义和狭义两种理解。狭义单指对提供信息的途径或渠道的评价。如发表学术论文的期刊的评价、检索学术论文所用的学术数据库的评价、出版图书的出版社的评价等。广义指对一条完整信息的评价,包括信息内容、信息作者、信息发布机构、提供信息的来源或渠道等组成部分。

本部分采用广义的信息源评价范畴详细介绍各种相关研究工具和权威指标对信息内容、作者、机构和来源的评价。

评价是评价主体对评价客体价值的判断。评价是构建权威的过程。学者索传军认为评价不是陈述,而是分析、权衡、预测、判断,是一种认识性活动。信息评价是分析、判断、权衡、预测信息质量和价值的一种认识活动,是对信息真实性、有效性、权威性、准确性、及时性的评价。信息评价的客体既可以是学术性信息也可以是非学术性信息。非学术性信息评价是对来自商业杂志、网站、社交媒体、网络信息的分析和判断。

4.3.1 学术性信息评价方法

学术性信息通常包括学术期刊论文、会议论文、研究报告、学术专著、专利等涵盖各个学科领域的学术成果。目前学术性信息的评价方法主要有同行评议和文献计量法。

(1)同行评议

同行评议是一种重要的学术评价机制,在学术出版、专业实践和学术评价过程中发挥核心作用。英国同行评议调查组将同行评议严格定义为"由从事该领域或接近该领域的专家来评定一项研究工作的学术水平或重要性的一种方法"。我国学者郭碧坚、韩宇

认为同行评议是"某一或若干领域的专家采用一种评价标准,共同对涉及上述领域的一项事物进行评价的活动",常用于各类科研项目的立项和结题、期刊编辑部对投稿论文的选择、各类人才评价、机构的学术水平和质量评价等。

同行评议并不是一个新出现的、现代意义上的话题,早在印刷术发明前就已初露端倪。古代书籍的传播主要通过口头或文士对图书的整本抄写完成。奥斯勒通过比较古代医学泰斗如伊姆霍特普、希波克拉底、盖伦等撰写的经典医学著作的不同版本,发现每种版本内容上都有些微小变化,无论这种变化是否是抄书人故意或偶尔为之。可以认为这是抄书人对该书做的改写或评论,以此来表达自己的想法。另外,古代书籍进入市场流通前并没有经过系统性审查,但时常会看到附在这些书籍后的评论。盖伦对希波克拉底文章的评论就是一个经典的范例。这些出版后的评论为后来的读者从多个角度理解当代病理学的发展提供了很大帮助。这些就是当代出版后同行评议的雏形。

同行评议的早期案例还出现在古希腊时代。柏拉图在 *The Statesman* 中曾发文讨论通过议会选举医生的作用,并描述了某著名医生受到包括其他医生在内的一个公民理事会的年度审查和监督。对医生任职进行理事会审查的要求得到希腊全社会高度认可和重视。在公元 9 世纪一名叙利亚医生撰写的论文中也发现有同行评议的理念。他认为受过良好教育的医生应通过由其同行基于经典医学著作设定的考试。他还提出将所有患者的治疗过程详细记录在案,在治疗不理想的情况下提交给理事会的专家对治疗过程进行全面审查。

随着造纸和印刷技术的发明,尤其是遍布欧洲的众多专业性学术学会的成立,基于本学会研究内容的论文大量出版,推动了学术论文出版前审查工作的发展。英国伦敦皇家学会(1662 年)、法国巴黎皇家科学院(1699 年)、爱丁堡皇家学会(1731 年)相继成立,随后创建各自的学术期刊,用于发表自己学会的研究论文和学术交流。早期的学术文献更接近于今天的报纸文章而非现代体例的学术论文。这些文献通常由学会内部个人或几个小组成员编辑审核,或由理事会专家评议。1752 年伦敦皇家学会明确规定所有提交的论文都必须经过理事会专家审核后方可发表。

学术论文由期刊编辑审核的历史不过 200 多年。早期的编辑没有专业区分。随着学科门类的增加,越来越多的学术论文要求具备专业知识的编辑完成审稿工作。于是各期刊编辑部开始邀请同行专家协助进行论文的审核和评价,开启了同行评议的出版模式。但真正被各研究机构、学会、出版社或编辑部普遍认可并接受还要到 20 世纪后半叶。*Science* 和 *Journal of the American Medical Association*(JAMA)自 20 世纪 40 年代、*Lancet* 和 *Nature* 自 20 世纪 70 年代才持续邀请外部审稿人协助稿件的审核。至此,现代意义上的同行评议和实践逐渐完善,并于 1967 年完成统一规则和标准的制定。目前同行评议已被视为出版社选择论文和评价期刊质量的金标准。

同行评议有封闭式和开放式两种基本类型。前者包括单盲同行评议和双盲同行评议。单盲同行评议指评议者知道作者的机构、资质，而作者不了解评议者。双盲指论文作者和评议者相互都不知道对方的信息。开放式同行评议恰好相反，作者和评议者在整个评议过程都知道彼此的信息。有些出版社甚至要求作者自己推荐审稿人。

随着数字出版技术的进步和 OA 出版模式的产生，出版后同行评议（post-publication peer review，PPPR）又被重新认识和提出。顾名思义，PPPR 是指对已发表的出版物的评价。PPPR 最初是对同行评议的补充，现已成为学术出版同行评议的主流。具体评审过程是编辑初步审查后出版、再同行评议、作者修改论文后再次出版。通过同行评议的论文则被数据库收录。初级 PPPR 是受邀的评议者对论文进行评价。二级 PPPR 是招募评议志愿者对论文进行评价。不同的出版社对志愿者有不同的要求。

还有另一种形式的 PPPR 是对已出版的出版物通过博客、微博或其他社交媒体发表的评论。这并不是一种新出现的同行评议类型，而是传统书评的变体。新媒体为书评提供新的发布途径和渠道，为出版后同行评议的发展提供新的形式。

同行评议的目的是保证科学荣誉的正确授予，从而使科学奖励制度与科学家寻求社会承认成为科学共同体运行的动力机制。所谓科学荣誉是指同行根据知识生产者的知识产品对社会的贡献大小，对他们所做的专业评价或对其科学能力以相当形式的承认。具体来说，科学荣誉可以是学术职称（如教授、研究员）、来自同行的评价（如书评、引用文献、科研成果鉴定的评语）和各种科学奖励等（如院士、各种人才称号、诺贝尔奖）。

科学荣誉是权威资质或凭证的一个内容。授予某领域的科学荣誉，就等同于在该领域中具有一定的专业知识、工作经验和特殊的贡献，即被看作是该领域的权威。

（2）文献计量法

文献计量法起始于 20 世纪 50 年代。1955 年英国文献学家加菲尔德在 *Science* 上发表论文，提出从文献间互引关系角度探讨学科发展脉络、利用文献被引频次评价文献影响力的理念。随后创立 SCI、SSCI 和 A & HCI 三大引文数据库，将科学引文分析的理念应用于实践。美国科学家、科学计量学奠基人普赖斯先后于 1962 年和 1963 年出版《巴比伦以来的科学》和《小科学·大科学》两部著作，开创了文献计量学的先河。科学引文分析和文献计量学催生了文献计量方法。

文献计量法主要以出版物和出版物的引文为计量对象，考察其在国家、地区、机构、作者、时间、语种和文献类型等不同文献属性特征数量的分布特点和规律，探讨科学活动的特征和趋势，提供学术评价信息的一种定量方法。

文献计量法分析统计的对象主要有 3 类：一是书目信息，包括文献量、发文时间、发文期刊、作者、发文机构；二是引文信息，主要有被引量、引文率、被引率、引文结构、引文关系、引文时间等；三是对词频分布、结构和内容的分析。

4.3.2 学术评价指标和获取工具

（1）学术数据库和平台

对学术论文、学术论著进行同行评议，即是对专业知识能力水平的评价。通过同行评议的论文、论著，可以说在本领域中具有一定程度的权威性。收录经同行评议的学术论文、论著、会议文献等数据的学术数据库即被认为在学术领域中具有一定的权威性。如 Web of Science、PubMed、Scopus 等学术数据库和平台。

（2）H 指数（H-index）

H 指数是由美国物理学家赫希于 2005 年提出的一种用于评估学者学术产出和影响力的指标。按照赫希的原始定义，一名学者的 H 指数是指其发表的 n 篇学术论文中有 h 篇每篇至少被引用 h 次。也就是说，如果一个学者的 H 指数是 20，表示在其发表的所有论文中有 20 篇论文每篇至少被引用 20 次，而剩余的论文被引用次数不超过20 次。

H 指数综合考虑学者的发文数量和论文被引用次数，与单纯考虑论文数量或引用次数相比，相对客观地反映了学者的学术产出和影响力。具有数学简单性、数值稳健性、适用于个体或群体评价等优点。同年，Braun 等发文将原来针对学者的 H 指数概念用于期刊，提出一种期刊的 H 指数，即表明该期刊发表的全部论文中最多有 h 篇论文至少被引用 h 次。随后有更多的论文探究将 H 指数用于机构、专利权人及国家的科研产出和影响力研究等。

因此，可将一个学术信息源的 H 指数定义为该信息源至多有 h 篇，每篇至少被引用 h 次的学术发文数。这一概念普遍适用于学者、机构、大学、期刊、专利权人及国家。

学者 H 指数可通过提供学者的个人页面或统计信息的学术搜索引擎和数据库，如 Google Scholar、百度学术、Web of Science、Scopus、学术社交网络、学术期刊和出版商网站以及科研评价工具和学术管理系统（InCites、Dimensions）等途径获取。

机构 H 指数获取途径类似。

期刊 H 指数获取：SCImago Journal and Country Rank 网站可直接获取被 Scopus 收录的期刊的 H 指数。Web of Science 数据库需要对检索结果创建 Citation Report 后方可获得被收录期刊的 H 指数。

H 指数并不是一个完美的指标，存在一定的局限性。例如无法区分引用次数较多的热门论文和其他论文的质量差异，受学科领域、自引和研究生涯长短等因素的影响。通常还需要结合其他指标和因素综合考虑。

（3）期刊影响因子和期刊引用报告

期刊影响因子（impact factor）是一种衡量期刊学术影响力的定量指标。具体计算方法是用过去 2 年某期刊论文总被引数次数除以过去 2 年该期刊论文发表论文和综述的总量,得出的比值即该刊的影响因子。例如:*Lancet* 2023 年期刊影响因子是 98.3。其中 2021 年和 2022 年发表的论文和综述文献两年合计 479 篇,2021 年和 2022 年两年总被引频次 47 117 次。

期刊影响因子概念由加菲尔德在 20 世纪 60 年代初期逐步引入,后将其应用到自己创立的三大引文数据库的期刊影响力评价中,并通过期刊引证报告(Journal Citation Reports,JCR)推动学术出版物和引文分析的发展。

JCR 是一个独特的多学科期刊评价工具,目前由 Clarivate Analytics 维护。JCR 主要提供来自 Science Citation Index Expanded(SCIE)、Social Sciences Citation Index(SSCI)、Arts & Humanities Citation Index(AHCI)和 Emerging Sources Citation Index(ESCI)4 个数据库收录的 2 万多种期刊的性能评价指标,具体包括期刊影响因子、期刊影响因子分区、期刊引文指数、期刊引文半衰期、期刊被引半衰期、期刊 5 年累积影响因子、期刊即年指数、期刊论文国家、地区、机构贡献数量等。其中最为人熟知的是期刊影响因子。

与期刊影响因子有关的指标还有期刊 5 年累积影响因子和期刊影响因子分区。

期刊 5 年累积影响因子(5 year journal impact factor):某期刊过去 5 年论文的平均引用次数。与常规影响因子相比,因为涵盖时间范围更长而更加稳定,能更好地反映期刊的持久影响力,从而减少因某一年度的异常引用而受到的影响。

期刊影响因子分区:根据期刊的影响因子大小将期刊分为不同的等级或类别。在 JCR 中,期刊按照影响因子的大小被分为 4 个主要分区:

Q1:影响因子排名前 25% 的期刊。

Q2:影响因子排名 25%~50% 的期刊。

Q3:影响因子排名 50%~75% 的期刊。

Q4:影响因子排名最后 25% 的期刊。

通过分区,可以更容易地识别出高影响因子的期刊,并将其作为投稿或查阅的首选。

(4) SCImago Journal Rankings 和 SCImago Journal and Country Rank

SCImago Journal Rankings(SJR)是一种不依赖于期刊规模的第二代期刊评价指数。与第一代基于引文数量得出的期刊影响因子不同的是,SJR 是衡量期刊声望的指数。西班牙 SCImago 研究小组利用 Google 的 PageRank 算法得出 SJR 指数并应用于 Scopus 数据库收录的期刊,可看作 Scopus 数据库的期刊评价指标。SJR 将期刊引文分析的理论假设向前推进一步,不仅考虑引用期刊和被引用期刊主题的密切性,同时还考虑引用期刊的声望对引文价值的影响。认为一种期刊被高声望期刊引用的次数越多,该期刊的声望也越高。计算时给予来自高声望期刊的引用以更高的权重。如在总被引频

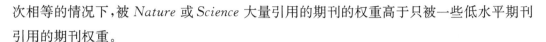

次相等的情况下，被 *Nature* 或 *Science* 大量引用的期刊的权重高于只被一些低水平期刊引用的期刊权重。

SJR 可通过 SCImago Journal and Country Rank 网站（https://www. scimagojr. com）免费获取，数据公开透明，刊源范围广。除 SJR 数据外还提供 H 指数、2 年平均引文数、3 年发文量、3 年总引文量、篇均参考文献数等。涉及 27 种主题领域 313 种学科分类的期刊。为期刊评价开辟了新的数据来源。

4.3.3　中国期刊影响力评价和获取工具

除在 Web of Science 和 Scopus 数据库中获取被收录的中国出版的期刊评价指数外，目前国内学术界和期刊界应用较多、影响范围较广的学术期刊评价工具包括中国科学技术信息研究所发布的《中国科技期刊引证报告》（CSTPCD-JCR）、中国科学院文献情报中心研制的《中国科技期刊引证指标数据库》（CSCD-JCR）、中国知网发布的《中国学术期刊影响因子年报》和《中国学术期刊国际引证年报》。

（1）中国科技期刊引证报告（CSTPCD-JCR）

《中国科技期刊引证报告》（核心版）由中国科学技术信息研究所研制出版。针对中国科技论文与引文数据库（CSTPCD）收录的中国科技核心期刊采用科学计量学方法，并由专家打分确定重要指标的权重，研制出中国科技期刊综合评价指标体系，分学科对每种期刊进行综合评定。每年出版 1 卷《中国科技期刊引证报告（核心版）-自然科学卷》和《中国科技期刊引证报告（核心版）-社会科学卷》。

自 2001 年开始，中国科学技术信息研究所每年公布中国百种杰出学术期刊名单。2005 年研制完成中国精品科技期刊评价指标体系，并于 2023 年推出第六届中国精品科技期刊名单，包括 300 种以中文出版的中国精品科技期刊和 27 种以英文出版的中国国际化精品科技期刊。

（2）中国科技期刊引证指标数据库（CSCD-JCR）

《中国科技期刊引证指标数据库》由中国科学院文献情报中心研制，根据中国科学引文数据库（CSCD）年度期刊指标统计数据创建。数据以 CSCD 核心库为基础对收录期刊进行统计分析。2004 年以来统计指标达到 10 余种，从不同角度揭示期刊影响力。

（3）中国学术期刊影响因子年报

《中国学术期刊影响因子年报》是中国知网·中国科学文献计量评价研究中心自 2002 年开始连续 21 年对中国学术期刊的国内影响力进行定量统计和分析的年度评价报告。2023 版共筛选出来源期刊 5 000 种（自然科学与工程技术期刊 3 383 种、人文社会科学期刊 1 713 种）以及优秀博硕士学位论文 36 万篇、会议论文 5.9 万篇。

（4）中国学术期刊国际引证年报

中国知网和清华大学图书馆自 2011 年联合研制发布《中国学术期刊国际引证年报》。通过统计国际期刊对中国期刊的引用，客观反映我国学术期刊在国际学术研究领域的影响力和话语实情。数据显示，2022 年中国学术期刊总被引频次同比增长 27.1％，连续 12 年实现正增长。同时产生排名 TOP 5％的"中国最具国际影响力学术期刊"和排名 TOP 5％～10％的"中国国际影响力优秀学术期刊"。

需要注意的是，过度关注影响因子可能会导致只选择高影响因子期刊发表文章而忽视其他同样重要的学术出版物的思维惯性。影响因子也会受到自引用、领域特异性以及引用时间的影响。在选择文献时还应考虑文章的内在质量、创新性和适用性等。

4.3.4　核心期刊评价和获取工具

（1）核心期刊简介

核心期刊概括讲是指刊载某学科文献密度大、论文被引用较多、受读者重视、能反映该学科当前研究状态、最为活跃的期刊。

核心期刊产生于 20 世纪 30 年代，英国物理学家、文献计量学家布拉德福在经大量统计、分析发现，学科文献在期刊中的分布是有规律的，即少数期刊集中了大量某个学科的论文，而其他期刊则很少出现该学科的论文。1934 年布拉德福给出了学科论文在期刊中的分布规律的数学描述："如果将科学期刊按其刊载某个主题的论文数量以递减顺序排列起来，就可以在所有这些期刊中划分出载文率最高的'核心'部分和包含着与核心部分同等数量论文的随后几个区，这时核心区和后继各区中所含的期刊数成 1：a：a2 的关系（a＜1）。"布拉德福在此首先提出了核心区的概念，后来的研究者将位于核心区的期刊称为核心期刊，而布拉德福揭示的这一规律也被后人称之为布拉德福文献集中与分散定律。

1967 年，联合国教科文组织的一篇文章指出"从物理学和化学领域的重要文摘杂志中发现了一条规律，它们所列出的或编成文摘的 75％的论文，仅来自它们所收摘的全部期刊的 10％"。1971 年，SCI 创始人加菲尔德在统计了 2 000 种期刊中的 100 万篇参考文献后发现，24％的被引频次高的文章出自 25 种期刊，50％出自 152 种期刊，75％出自 767 种期刊，而其余的被引文章则散布在数量大得多的期刊中。证明了被引文章在期刊上的分布也有一个较为集中的核心区与广为分散的相关区。

《圣经》中"马太福音"第二十五章有这么一段话："凡有的，还要加给他，叫他有余。凡没有的，连他所有的，也要夺去。"1973 年，美国科学史研究者默顿用这几句话来概括一种社会心理现象："对已有相当声誉的科学家做出的科学贡献给予的荣誉越来越多，而对那些未出名的科学家则不承认他们的成绩。"默顿将这种社会心理现象命名为"马太效应（Matthew Effect）"。核心期刊或核心信息资源即是马太效应优势积累的结果。

马太效应在人类社会生活中普遍存在。社会信息的交流与传递是宏观的社会活动过程,必然受马太效应的支配,这就表现出信息分布的"富集"与"贫集"现象,即信息资源的核心趋势和集中取向。核心趋势如某一学科高产作者群体的形成、核心期刊的产生、核心科研单位的形成、核心网站的产生等。由于核心期刊所含的学科信息密度大,一直是信息服务机构收藏的重点,是科研人员展示科研成果首要的选择对象。

(2) 中文核心期刊获取工具

① 《中文核心期刊要目总览》:由北京大学图书馆和北京高校图书馆期刊工作研究会联合编制,1992 年出版第一版,是我国最有影响的学科领域内的核心期刊获取工具之一。采用定量与定性相结合的方法评价核心期刊。2023 年版为第七版,共筛选期刊 7 302 种,依据《中国图书馆分类法》学科大类编排。

② 《中国科技核心期刊要目总览》:由中国科学技术信息研究所每年发布。涵盖自然科学、工程技术、医学、农业科学、社会科学等多个领域的核心期刊,包括自然科学卷和社会科学卷两部分。

4.3.5 重要数据库源期刊

重要数据库源期刊是指被权威数据库收录的期刊。以下针对 2 种重要的中文数据库源期刊做简单介绍。

(1) 中国科学引文数据库源期刊

中国科学引文数据库源期刊是《中国科学引文数据库》(chinese science citation database,CSCD)收录的期刊,来源期刊每两年遴选一次。每次遴选均采用定量与定性相结合的方法,定量数据来自中国科学引文数据库,定性评价则通过聘请国内专家定性评估对期刊进行评审。2023—2024 年度中国科学引文数据库收录来源期刊 1 340 种,其中中国出版的英文期刊 317 种,中文期刊 1 023 种。

(2) 中文社会科学引文索引数据库来源期刊

中文社会科学引文索引(chinese social sciences citation index,CSSCI)由南京大学中国社会科学研究评价中心开发研制。CSSCI 遵循文献计量学规律,采取定量与定性评价相结合的方法从全国中文人文社会科学学术性期刊中精选出学术性强、编辑规范的期刊作为来源期刊。目前收录包括法学、管理学、经济学、历史学、政治学等在内的 25 大类的学术期刊。每 2 年更新。

在选择期刊评价指标和评价工具时需要注意以下几点:首先,各种来源的期刊评价结果仅代表评价周期内的期刊整体学术水平,不能完全反映期刊的最新发展动态。其次,不同学科领域的期刊评价指标存在差异,不能简单地将不同学科领域的期刊进行横向比较。最后,评价结果不能作为评价期刊的唯一标准,仅提供参考。

4.3.6 掠夺性出版及其辨别工具

学术论文撰写完成后,选择何种期刊投稿发表对作者来说也是非常关键的环节。上述对学术期刊评价指标和获取工具的详细解释可以帮助研究人员对适合自己研究的良好期刊或出版商做出一定的策略性选择。但是掠夺性出版物的出现,给科研人员选择信息资源和科学研究带来巨大影响和冲击。

(1)掠夺性出版物介绍

目前,掠夺性出版物主要以期刊形式出现,其他还存在于会议和会议出版物。

掠夺性期刊(predatory journals,PJ)是科罗拉多大学丹佛分校的图书馆员 Jeffery Beall 于 2010 年提出的名词,随后发表多篇论文探讨其产生原因、特点以及对论文作者和出版业的影响。掠夺性期刊并没有一个统一的定义,主要有以下 10 个表现:①期刊名称与某些著名期刊看上去很像,很容易混淆;②收录文献范围广,学科领域宽泛;③显示非官方的期刊影响因子;④谎称被权威数据库如 SCI、Pubmed 收录;⑤没有出版商地址或联系信息;⑥缺少编委会成员名单或编委会成员与期刊专业不匹配;⑦发表收录范围外的论文或无任何价值的论文;⑧缺少论文编辑或编辑水平差,论文中出现拼写、语法等低级错误;⑨隐藏收费信息,缺乏透明度;⑩缺少期刊出版政策信息,例如是否提供同行评议、版权信息和某些许可协议。由此形成期刊整体水平差、论文质量差、服务差、收费昂贵等特点。掠夺性出版商以自身经济利益为优先考虑因素,偏离或违反编辑和出版从业准则,严重扰乱出版秩序。掠夺性期刊因刊发的论文未经过同行评议,出现实验数据或实验过程错误等严重问题,为科学发展带来巨大隐患。同时,出版过程违背学术规范和学术伦理,是学术不端的极端表现。

之所以出现掠夺性期刊和掠夺性出版这种商业产品和出版现象,其最主要原因是"非升即走"(publish or perish)的学术评价体制给学者,尤其是刚入职的年轻学者带来的压力。"非升即走"的学术制度早在普鲁士时期就已建立。1749 年普鲁士政府颁布一部法规,对博士撰写学术论文提出了明确的要求,同时还增加了提交论文数量的规定。即如果想要成为一名讲师,至少要有两篇辩论论文;成为一名编外教授需要有另外 3 篇辩论论文或出版物,如果要晋升教授,则至少需要 7 或 8 篇期刊论文篇幅的出版物。这项学术评价制度一直沿用到现在。因此,为了让自己的论文快速出版,满足职称评审、内部奖励或者各种学术评价指标的要求,实现职业发展目标,有些作者在明知道掠夺性期刊的前提下仍然选择投稿,无形之中助长了掠夺性期刊数量和品种迅猛增长的势头。

掠夺性期刊为读者或作者的科学研究带来巨大的困扰,用户很难区分哪些是掠夺性期刊,哪些是可靠的、值得信任的良好期刊。为了解决这一难题,目前有一些工具可以帮助用户对期刊和出版商进行选择和判断,防范掠夺性出版物侵扰。

（2）掠夺性出版物辨别工具

① 信誉良好期刊的 5 个实践规范

作为 *Journal of Managed Care & Specialty Pharmacy*（JMCP）期刊主编，Laura E. Happe 提出了信誉良好期刊的 5 个实践规范，并以 JMCP 期刊为例详细解释每个实践规范的要求和重要性（表 4.1）。

表 4.1 信誉良好期刊的 5 个实践规范

	实践规范	描述
1	完整的同行评议流程	由本领域的专家对论文进行完整评议和严格审查 通常决定哪些论文可以发表
2	高水平编辑委员会	委员会由相关领域专家组成并提供咨询服务 委员会成员的专业知识和所在地应符合期刊要求
3	遵循被认可的出版标准	出版标准指导规范出版，如：国际医学期刊编辑委员会（International Committee of Medical Journal Editors，ICJME）关于学术著作组织、报道、编辑和出版的建议和出版伦理委员会的（Committee on Publication Ethics，COPE）核心实践
4	收费透明	论文处理费或出版费主要用于期刊出版商业运营开支，费用透明可以提高期刊的信誉
5	被数据库收录	期刊被数据库收录表明符合数据库选刊标准 数据库包括 MEDLINE、Web of Science 等

读者可以通过期刊出版的 5 个实践规范，获取信誉良好期刊。

② 辨别信誉良好出版物网站 Think. Check. Submit

Think. Check. Submit（图 4.2）（http://thinkchecksubmit. org）是一项国际性跨部门的行动倡议。通过网站提供的问题，帮助用户确认自己研究中值得信任的期刊和出版商，提高防范掠夺性出版物的意识，促进科研诚信，建立起对可靠的科学研究和良好出版物的信任。

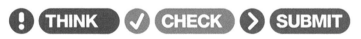

THINK ✔ **CHECK** ❯ **SUBMIT**

Choose the right journal or publisher for your research

| Home | Books and chapters | Journals | News | Languages |

Think. Check. Submit. helps researchers identify trusted journals and publishers for their research. Through a range of tools and practical resources, this international, cross-sector initiative aims to educate researchers, promote integrity, and build trust in credible research and publications.

图 4.2 Think. Check. Submit 主页

网站提供图书(表 4.2)和期刊(表 4.3)两种信息资源的菜单式问题清单,通过想一想、查一查两个步骤,确认适合你的研究领域的出版机构和出版物,最后提交投稿。

表 4.2　辨别信誉良好图书出版机构的问题清单

思考(think)

您是否将科研成果提交给了值得信赖的出版机构?

您如何确定您正在考虑的出版机构是最适合发表您的科研成果的?
全世界发表的科研成果越来越多
每周都有新的出版机构诞生
众多学者都在担心掠夺性出版
科研人员发表文章时,很难找到一个最新指南帮助他们选择合适的出版机构

检查(check)(依照此列表,检查您选择的出版机构是否可信)

您或您的同事了解这家出版机构吗?
□ 您读过这家出版机构出版的书或章节吗?
□ 容易发现这家出版机构发行的最新书籍吗?
□ 是否清楚他们如何发行书籍?
□ 您能说出这些书的发行方式和价格水平吗?（例如：需要支付或开放获取的电子书,精装或平装的印刷版)
□ 学术编辑是否在您的学术领域有可靠的记录?

容易找到出版机构的联系方式并联系上它吗?
□ 出版机构的名称是否清楚地显示在书的封面和网站上?
□ 您可以通过电话、电子邮件和邮寄方式联系到出版机构吗?

出版机构是否在他们的网站上明确声明所使用的同行评审类型以及是否涉及独立/外部评审员?
□ 出版机构是否提供专家编辑委员会或您所在学科领域的研究人员的评审意见?

这些书籍是否被您或您的同事检索利用?
□ 您的书或章节是否被索引或存档在知名数据库中?

出版机构是否确保数字出版物的长期存档和保存,例如通过 OAPEN 或 CLOCKSS?
□ 出版机构是否对书籍和/或章节使用永久数字标识符?

出版机构是否在他们的网站上解释了他们是如何获得经济支持的?
□ 能否清晰地在网页上看到是否向作者收取费用的信息?
□ 如果向作者收费,出版机构的网站是否说明金额、币种、用途以及支付时间?
□ 出版机构的网站是否有关于豁免出版费的声明?

出版机构网站上是否为作者提供了指南?
□ 对于开放获取图书,出版机构是否有明确的许可政策,包括任何首选许可以及是否可根据作者的需要允许例外? 他们的出版物中是否也包含许可的详细信息? 您的书出版后会立即开放获取吗?
□ 出版机构是否允许您保留作品的版权? 出版机构是否允许您通过机构存储库共享您的书籍或章节的电子版本,以及在什么条件下?
□ 出版机构是否有清楚适用的合同和税收协议?
□ 出版机构是否有清晰的关于作者、编辑和审稿人潜在利益冲突的政策?
□ 出版机构是否清楚为作者提供的服务,例如编辑、营销以及支持版权管理?
□ 出版机构是否清楚他们将如何向您提供有关您图书的发行和使用情况的信息?

(续表)

您可能希望检查的其他事项

出版机构是学术出版行业知名组织的成员吗?

□ 它们是否遵循国际出版伦理委员会(COPE)的指导方针?

□ 如果这本书将以开放获取的方式出版,它是否被收录在开放获取图书目录(DOAB)中?

□ 如果出版机构提供开放获取选项,它是否加入了开放获取学术出版商协会(OASPA)?

□ 出版机构是否被 Latindex(针对拉丁美洲、加勒比海地区、西班牙和葡萄牙的书籍)收录?

□ 如果出版机构是支持开放获取的,它是否在 Scielo 平台上(针对拉丁美洲的科学书籍)?

□ 出版机构是否是其他贸易协会的会员?

投稿(submit)

如果您对列表中的大多数或所有问题回答"是",再投稿。

(表格来自 Think. Check. Submit 网站提供的中文版清单)

表 4.3   辨别信誉良好期刊出版物的问题清单

思考(think)

您是否将您的研究提交给一个可信的期刊?
这本期刊是否适合您的研究?
全世界发表越来越多的科研成果
每周都有新的出版机构推出
许多科研人员对掠夺性出版表示担忧
科研人员找到一个最新的指南帮助他们选择合适的出版地成为挑战

检查(check)(依照此列表,检查您选择的期刊是否可信)

您或您的同事知道这本期刊吗?

□ 以前读过这本期刊发表的文章吗?

□ 容易找到期刊的最新文章吗?

□ 期刊名称是否与其他期刊的名称相同或容易混淆?

□ 您能否与 ISSN 门户中的期刊信息进行交叉检查?

容易找到出版机构的联系方式并联系上它吗?

□ 出版机构的名称是否清楚地显示在期刊网站上?

□ 可以通过电话、邮件或信件联系上出版机构吗?

期刊网站是否清楚地声明同行评审的类型?

□ 网站是否提到该过程是否涉及独立/外部评人,每篇论文有多少评审人?

□ 出版机构是否提供由专家编辑委员会或您所在学科领域的科研人员进行的审查?

□ 该期刊是否保证接受很短的同行评审时间?

文章是否被专门的数据库收录和/或归档?

□ 您的研究是否会被收录/归档到一个容易发现的数据库中?

□ 出版机构是否确保数字出版物的长期归档和保存?

□ 出版机构是否使用永久数字标识符?

（续表）

是否清楚地声明将收取哪些费用？

☐ 期刊网站是否解释向作者收取费用的明细以及何时收取？

☐ 出版机构是否在其网站上解释他们是如何得到财政支持的？

☐ 他们是否提到任何费用的货币和金额？

☐ 出版机构网站是否解释了费用豁免？

出版机构网站上是否为作者提供了指南？

☐ 对于开放获取期刊，出版机构是否有明确的许可政策？是否有首选的许可？根据作者的需要，是否允许有例外？所有出版物上是否都有许可细节？

☐ 出版机构是否允许您保留作品的版权？您能否通过例如机构知识库来分享您的作品以及在什么条件下？

☐ 出版机构对于作者、编辑和审稿人的潜在利益冲突是否有明确的政策？

☐ 您能知道您的论文将以什么格式出版吗（例如：HTML、XML、PDF）？

☐ 期刊是否提供任何有关使用或引用的计量信息？

出版机构是学术出版行业知名组织的成员吗？

☐ 他们是学术出版道德委员会（COPE）的成员吗？

☐ 如果期刊是开放获取，它被开放获取期刊目录（DOAJ）收录了吗？

☐ 如果期刊是开放获取，它是开放获取学术出版机构协会（OASPA）的成员吗？

☐ 如果期刊是孟加拉国、尼泊尔、斯里兰卡、中美洲或蒙古的，它在 INASP 的 Journals Online 平台上吗？如果期刊是非洲的，它在 AJOL（African Journals Online）平台上吗？

☐ 对于期刊是拉丁美洲的，如果是开放获取，它在 Scielo 平台上吗？

☐ 对于期刊是拉丁美洲、加勒比海、西班牙和葡萄牙的，如果是开放获取，它被 Latindex 收录了吗？

☐ 对于期刊是拉丁美洲、加勒比海、西班牙和葡萄牙的，如果是开放获取，它被 Redalyc 收录了吗？

☐ 出版机构是其他贸易协会的成员吗？

投稿（submit）

完成检查表，只有您对大多数或者所有的问题回答"是"时，再投稿。

（表格来自 Think. Check. Submit 网站提供的中文版清单）

另外，网站还为研究人员和学者提供参加学术会议的指导和帮助。可进入 Think. Check. Attend 查看。

③ 辨别信誉良好期刊的商业公司 Cabells 产品

Cabells（https://cabells.com/）是一家专为科研人员和社团提供明智决策出版服务近 40 年的商业公司。旨在防范掠夺性出版物的困扰，培养科研人员对科学研究过程的自信心，促进人类知识的进步和创新；为专业研究人员发表学术研究成果、评价学术贡献、获得相关认证提供最可靠、最值得信赖的帮助。

Cabells 出版产品有 Journalytics Academic（学术期刊分析）、Journalytics Medicine（医学学术期刊分析）和 Predatory Reports（掠夺性出版报告）3 种。其中 Predatory Reports 设计 70 多个指标跟踪评价掠夺性期刊。

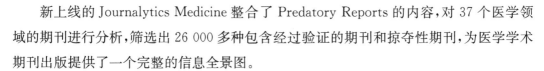

新上线的 Journalytics Medicine 整合了 Predatory Reports 的内容,对 37 个医学领域的期刊进行分析,筛选出 26 000 多种包含经过验证的期刊和掠夺性期刊,为医学学术期刊出版提供了一个完整的信息全景图。

④ 中国科学院国际期刊预警名单

从 2020 年开始,中国科学院文献情报中心期刊分区团队在网上发布《国际期刊预警名单(试行)》,旨在提醒科研人员审慎选择成果发表平台。

《国际期刊预警名单》确定的原则是客观、审慎、开放。预警期刊分为高、中、低 3 个等级,各等级关注问题侧重不一,预警风险依次减弱。高风险预警期刊论文涉及"论文工厂",存在学术不端问题;中风险预警期刊的期刊作者群和读者群的国际化程度低以及论文处理费不合理;低风险预警期刊存在发文量激增,学术影响力骤降风险。2023 年预警期刊名单中,医学领域的期刊有 9 种(表 4.4)。

表 4.4　2023 年《国际期刊预警名单(试行)》

学科	刊名	预警
材料科学	Textile Research Journal	中
地球科学	Geofluids	中
	Frontiers in Earth Science	低
工程技术	Journal of Industrial and Management Optimization	中
	Mathematical Problems in Engineering	中
	Aerospace	低
	Buildings	低
	Computational and Mathematical Methods in Medicine	低
	Energy Reports	低
	Machines	低
化学	Inorganic and Nano-Metal Chemistry	高
	Journal of Structural Chemistry	高
	International Journal of Electrochemical Science	中
环境科学与生态学	Frontiers in Environmental Science	低
计算机科学	Microprocessors and Microsystems	高
	International Journal of Control Automation and Systems	中
	Mobile Information Systems	低

（续表）

学科	刊名	预警
经济学	Economic Research-Ekonomska Istrazivanja	低
农林科学	Food Science and Technology	低
医学	Journal of Environmental and Public Health	高
	Pharmazie	高
	Psychiatria Danubina	高
	Acta Medica Mediterranea	中
	American Journal of Translational Research	中
	Journal of Biomaterials and Tissue Engineering	中
	Journal of Clinical Laboratory Analysis	中
	World Journal of Clinical Cases	中
	Frontiers in Surgery	低

（表格转自网站 https://earlywarning.fenqubiao.com/#/zh-cn/early-warning-article-2023）

4.3.7　学术影响力评价

（1）学术谱系的应用

当前对学者学术影响力的评价更多关注在传统的文献计量学如 H 指数等方面。但有研究指出，科学家最持久和最重要的贡献之一是对下一代科学家的培养。学术谱系的研究为全面评价学者学术影响力提供了新视角。

学术谱系是基于时间序列与某一研究主题或问题相关的一组研究发现构成的网络图谱。图谱中的节点是各类学术要素，如文献、作者、概念、创新点、研究主题、研究问题等。学术谱系可以描述师承关系的不同代际学者的学术关联，表达学术领域内知识传承和学术思想的演变过程。帮助理解学科发展脉络、学术思想的演进，判断不同学者之间的学术影响力和贡献度。

部分学者利用科学家在学术谱系内的地位和关系来判断其对于学术知识体系的贡献以及对谱系内其他学者的影响力，探讨学术谱系在学术评价中的功能和作用。David 和 Hayden 构建了神经科学领域科研人员学术谱系的图数据库，计算了科研人员的学术繁衍力指数，用于测量科研人员在整个学术谱系中的相对影响力。Russell 和 Sugimoto 通过量化的方式描述了图书馆和信息科学领域的学术谱系，并构建了衡量学者学术繁衍能力的度量指标。吕瑞花等引入学术谱系影响力概念，运用文献计量学方法建立了科学家个体学术影响力、代际学术影响力、学术谱系总学术影响力和学术谱系学术影响力贡献度 4 个指标。索传军等构建了 H 指数知识元谱系,可以很清晰地看出 H 指数发展演变的脉络。Hirsh 首次将发文量和引文量相结合评价学者的学术水平。同时,H 指数的研究对科研人员产生重要启发,纷纷从不同角度探索,引发一系列知识再创新。这也从另一个层面证明 H 指数的学术价值和学术影响力(图 4.3)。

学术谱系是评价主体的外在参照系。具有弥补评价主体认知能力的不足、减少评审专家的主观性、促进学术评价智能化等优势。

(2) 与学术影响力评价有关的几个指标

① 学科规范化引文影响力(category normalized citation impact,CNCI):CNCI 是对期刊论文进行评价的指标。针对期刊论文所在学科、文献类型和出版时间 3 个重要指标分别进行规范化处理,表示某特定期刊论文的引文影响率与全球基线的比较。CNCI 等于 1 代表该篇论文影响力达到该学科的平均值;等于 2 代表是平均值的 2 倍。CNCI 值越高,表示期刊论文的影响力越大。

② 期刊引文指数(journal citation indicator,JCI):JCI 是 JCR 2021 年推出的利用学科规范化计量方法对 Web of Science 核心合集中收录的所有期刊进行影响力综合评价的指标。其采用 InCites 中的学科规范化引文影响力(CNCI)指标。JCI 的数值表示过去 3 年内某期刊发表的所有论文和综述的 CNCI 的平均值。利用 JCI 能够比较容易和公平地对期刊进行跨学科比较,支持负责任使用。JCR 提供 JCI 分区和百分比。

③ 每篇论文来源规范化影响力(source normalized impact per paper,SNIP):SNIP 是 Scopus 数据库提供的一种衡量学术期刊影响力的指标。与传统的影响因子不同,SNIP 基于某个学科领域的总引用次数对引用进行加权来评价引文影响力。在被引用次数较少的学科领域,单个引用的影响力被赋予更高的价值,反之亦然。SNIP 考虑期刊被引频次的中位数、期刊所在学科领域的引文频率以及学科的规模因素等。SNIP 值越高,表示期刊在其领域内的影响力越大。

4.3.8 学术评价的现状和发展趋势

目前常用的同行评议和文献计量方法在实践中都存在不同程度的局限性。同行评议主要表现在精确匹配到胜任评审任务的相同研究领域专家越来越难;评审过程流于形式;缺少权威、科学的评价标准和评价指标体系、出版周期拉长等。尽管文献计量方法中的 H 指数、期刊影响因子、SJR 在一定程度上从定量数据中弥补基于定性的同行评议的不足,但因为过度依赖数据本身和数据来源,造成数据不当使用等问题,已成为国际科学共同体面临的重要挑战。

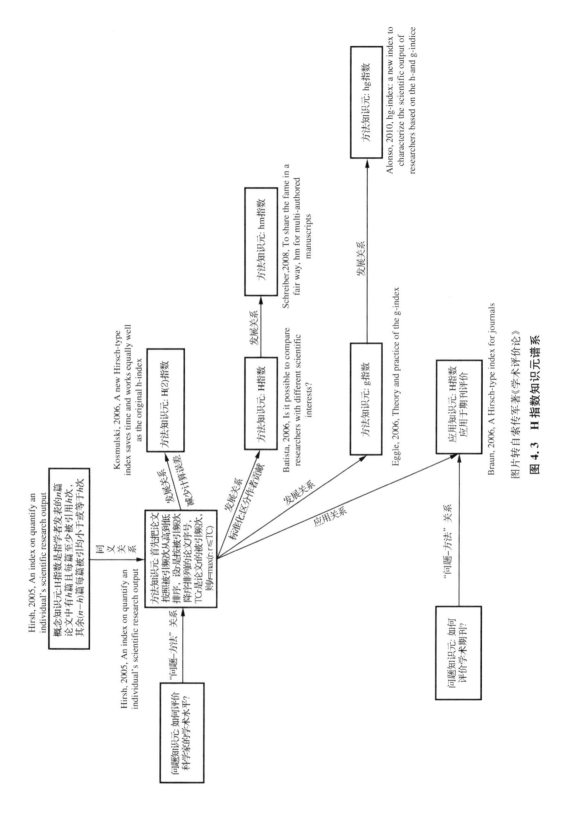

图片转自索传军《学术评价论》

图 4.3　H 指数知识元谱系

（1）国际学术评价发展

2013 年 5 月，《旧金山科研评价宣言》（San Francisco Declaration on Research Assessment，DORA，简称旧金山宣言）正式发布。DORA 指出期刊影响因子在科研评价过程中存在的缺陷，并就此提出针对资助机构、科研机构、出版机构、计量指标提供方和研究人员的 18 条使用建议。期刊影响因子显著缺陷包括：①期刊的引文分布高度不平衡；②期刊影响因子的性质有很强的学科领域属性，它是多种文献类型的组合，包括一般研究论文和综述论文；③期刊影响因子可以被出版政策操纵或"设计"；④用于计算期刊影响因子的数据既不透明也不可公开获取。总的建议是禁止使用基于期刊的定量指标如期刊影响因子作为评价单篇论文质量的替代指标，来衡量科学家个人的研究贡献以及在人员聘用、晋升或资助决策中直接使用。旨在解决逐渐兴起的"以刊评文，以文评人"问题。

其中第 15—18 项是针对研究人员的建议，具体是：

15. 在委员会进行人员资助、招聘、终身聘用或晋升等方面决策时，评价应基于科学内涵本身而非出版物计量指标。

16. 在适当情况下，应引用首次公布研究成果的原始文献而非综述类文章，以凸显前者的贡献。

17. 在个人陈述材料或证明材料中应使用丰富多样的论文定量指标，作为个人发表论文及其影响的证明。

18. 反对过分依靠期刊影响因子作为科研评价指标的做法，推广传播关注科研成果本身价值和影响的评价实践。

2015 年莱顿大学科学技术研究中心发布《莱顿宣言》，提出规范使用定量指标的十大原则，包括期刊影响因子和 H 指数，进一步纠偏"量化评价"。

① 量化的评估应当支持而非取代质化的专家评审；

② 科研绩效的考量应基于机构、团队以及个人的科研使命；

③ 保护卓越的本地化的相关研究；

④ 保持数据采集和分析过程的公开、透明和简单；

⑤ 允许被评估者验证数据和分析；

⑥ 考虑发表和引用的学科差异；

⑦ 对个人研究的评价应基于其综合作品的质性评价；

⑧ 应避免评估指标的不当的具体性和虚假的精确性；

⑨ 识别认清评价指标对科研系统的影响；

⑩ 定期审查评价指标并加以改进。

2015 年英格兰高等教育基金委员会发布《量化指标潮流》报告，进一步明确量化评价的作用及规范。2020年科学欧洲基于《旧金山宣言》和《莱顿宣言》补充了若干建议,发布了《关于研究评估过程的立场声明》。2018年全球研究理事会颁布《同行/价值评议原则声明》,提出负责任专家评审的原则。同年,科技管理国际联盟科技评价工作组提出了负责任评估的SCOPE框架,以期构建更好、更公平和更有意义的科研评价体系。SCOPE的5个步骤是Start(价值观)、Context(情景考虑)、Options(评估选项)、Probe(深入调查)、Evaluation(元评估)。

2018年全球青年科学院卓越科学工作组提出《出版模式、评估和开放科学》的报告,为处于职业生涯早期的年轻科研人员提出了关于改进科研评估过程的15项建议。2022年推进科研评价联盟提出《改革科研评价的协定》,包括4项核心承诺和6项支持性承诺。

目前国际科技评价已形成一个比较完整的"图谱",被冠以"负责任科研的评价"(responsible research assessment)的标识,逐步成为科技界的共同用语。

(2)国内科研评价发展

我国科研评价体制于1985年正式启动。从1993年开始,中央及相关部委陆续发布多项有关科研评价的文件,有针对性地提出了科研评价的原则、目标和要求,对提高科技创新能力、提升科技管理水平、保障我国科研事业健康发展起到了积极作用。但也暴露出科研评价失衡等明显问题。主要表现在:①错误使用期刊影响因子等评价指标,过分看重论文数量,忽视论文本身质量;②量化考核泛化,强调以各种数量化、绝对化的数字指标为核心,替代学术评价标准;③同行评审形式化;④评价导向行政化,以行政为主导的科研评价与学术评价产生错位,导致评价方法、评价指标的不合理使用。

针对存在的问题,尤其是过分看重论文数量的问题,从2018年开始,科技部、教育部、人社部、中科院、工程院等发布多项指导意见和行动通知,旨在全面改善目前科研评价中存在的"论文至上、SCI至上"的严重问题。

科研评价是一个复杂的问题,涉及多个因素。在对信息源的评价中,同行评议与量化评价相辅相成,应合理使用量化方法。如选择学科规范化引文影响力(CNCI)基于论文内容的指标,避免单独使用量化方法;关注支撑定量评价的数据质量及其来源的可靠性;重视科学对社会影响力的评价。2021年国务院办公厅发布《关于完善科技成果评价机制的指导意见》,提出应"全面准确评价科技成果的科学、技术、经济、社会、文化价值"。2023年1月中国科技评估与成果管理研究会制定《科技成果五元价值评估指南》,明确科技成果在科学、技术、经济、社会、文化5个方面的价值,确定了不同类型科技成果评估中"五元价值"评估的原则、要求、评估内容及评估方法等,全方位评价学术成果、学者和学术机构。

4.3.9　非学术性信息资源评价

同学术性信息资源一样，非学术性信息资源对学术研究有着同样重要的作用。例如专业协会的博客、时事通讯文章和新闻稿。与学术出版物具有不同的写作形式，但同样可以深入了解一个专业或学科中的紧迫问题。

（1）非学术性信息特点

评价非学术性信息资源首要任务是区分学术性和非学术性信息资源，可以从以下几个方面考虑。

① 内容和目的：非学术性信息资源可以是商业杂志的文章、博客、社交媒体帖子、新闻报道等，目的是吸引读者或观众，尽可能以感性、轻松或趣味性为主导。学术性资源则专注于传递研究成果、学术观点或专业知识。目的是传播知识、推动学术研究，以深度、严谨和逻辑性为特征。

② 作者和来源：非学术性信息资源的作者可以是任何人，包括普通公众、记者、作家、博主、科学爱好者等。可能来自个人网站、社交媒体平台、杂志、报纸等。学术性资源通常由具有专业背景和资格的学者、研究人员或专家编写。来自大学、研究机构、学术出版社等。

③ 验证和权威性：非学术性信息资源的真实性和准确性需要验证，内容可能受到个人偏见、主观观点或商业利益的影响。学术性资源通常经过严格的同行评议或其他形式的学术审查，以确保内容的准确性、可靠性和权威性。被视为更可信赖的信息来源。

④ 语言和写作风格：非学术性信息资源的语言和风格通俗易懂，以吸引大众。非学术性信息资源往往采用轻松、幽默、感性或传情的语言和写作风格。学术性信息资源的语言和风格更为正式和技术性，使用专业术语，具有严密的逻辑结构。

（2）非学术性信息评价工具

目前对非学术性信息的评价普遍采用 CRAAP 测试工具。该工具由加州州立大学 Chico 分校图书馆网站提供。

CRAAP 分别从 C（currency）及时性、R（relevance）相关性、A（authority）权威性、A（accuracy）准确性、和 P（purpose）目的性 5 个指标对非学术性信息进行测评。针对每个指标详细列出需要思考回答的相关问题（表 4.5）。

应该注意的是，目前对权威及其学术评价权威评价指标的讨论都来自长期形成的西方知识体系和认知方式。对于建立在本土文化体系之上的信息源进行评价时，应考虑创建适合本土化的权威指标，不应盲从和生搬硬套。

表 4.5　CRAAP 测试

信息的及时性(C, currency)：

- 信息是什么时候发表或展示的？
- 信息是否被修订或更新过？
- 你的主题是否需要最新信息，还是旧的也适用？
- 提供的链接是否有效？

信息的相关性（R，relevance）：

- 获得的信息与你的主题是否相关或者能够回答你的问题吗？
- 信息的目标受众是谁？
- 信息是否与你的需求层次相符合？不太低也不太高？
- 在决定你将利用的信息之前是否检索过其他不同的资源？
- 你的研究论文中是否会引用这些信息？

信息资源的权威性(A，authority)：

- 谁是作者/出版商/赞助商？
- 是否提供作者的资质或所在机构信息？
- 作者是否胜任这个写作主题？
- 是否有联系信息？例如出版商或 email 地址？
- URL 是否显示作者或网站的类型信息？例如：.com(商业)、.edu(教育)、.gov(政府)、.org(非营利组织)还是 .net(网络)？

信息内容的可靠性、真实性和准确性(A，accuracy)：

- 信息来自哪里？
- 信息是否有证据支持？
- 信息是否被审查或同行评议过？
- 你是否能够利用其他资源或依靠个人知识验证信息？
- 所用语言或语调看起来是否公正和平和？
- 是否存在拼写、语法或印刷错误？

信息存在的目的(P，purpose)：

- 信息发表或展示的目的是什么？是告知、教育、出售、娱乐还是说服？
- 作者/赞助商发布信息的目的或意图是否明确？
- 信息是事实、观点还是宣传？
- 观点是否公正、客观？
- 是否存在政治、意识形态、文化、宗教、组织或个人偏见？

在对权威进行选择和评价时，底层逻辑的思考应该是：

① 你是哪个领域的专家？

② 你为了获得这个领域的专业知识或成为专家都做了什么？

③ 假如你遇到某个人，宣称是某个领域或某个事件的专家，而这个领域或这件事恰好是你熟悉的，你该如何判断这个人是真专家还是冒充的？你怎么评价这个人？

④ 用你自己的专业知识评价一件事,和你不具备这个专业知识的评价,两者的区别是什么?

4.4 知识技能:确认自己正在一个特定的领域形成自己的权威观点,并清楚为此所需承担的责任,包括追求精确度和可靠性,尊重知识产权以及参与团体实践

权威观点的形成是一个持续渐进的过程,是从科研初学者到专家的学术成长过程。

首先,需要对所选领域专业知识进行深入的学习和研究。只有通过持续的学习、实践和交流,才能够逐渐建立起自己在特定领域的权威地位,并且为该领域的发展和进步做出贡献。

其次,形成权威观点的过程是一种有责任心的行为,包括观点的精确度和可靠性,能够经得起学术和专业的审查。定期反思和修正自己的观点,特别是在面对新证据、新观点或社会变革时。

再次,尊重知识产权是学术和专业道德的一部分。确保在引用他人研究成果、观点或作品时,恰当地进行引用和参考规范,不侵犯他人的知识产权。

最后,参与团体实践意味着与其他领域专业人士和学者进行交流、合作和共享。这有助于拓展知识视野、获得反馈,并建立对话,提高自己的权威性。

4.5 知识技能:明白在很多学科领域,知名学者和著名出版物被视作权威,并被普遍作为标准。即便在这些情况下,一些学者仍将挑战这些信息源的权威性

在当前学术评价体系中,学术性卡里斯玛来自于被认可的专业数据库、来自具有丰富专业知识、获奖无数的行业内著名学者和专家。不论是以学者或著名出版物为代表的学术卡里斯玛还是以国家或国际组织为代表的理性权威,其权威性都被视作行业领域的金标准受到推崇和遵守。但在欣赏和尊重权威的同时,每个人都应保持理性思考和批判精神,学会质疑和挑战。

质疑和挑战权威是学术探讨和知识建构的一部分。孟子曰:“尽信书,则不如无书”。怀疑主义则认为,在评判任何超越其表现形式的知识时,都需要暂缓进度以确定其真伪。

权威不是学科专业知识的代名词,权威本身并不意味着绝对的正确或无可置疑以及永远不变。学术观点的争议、研究方法论的差异、新证据新观点的冲击、不同学术团体和不同派系之间对问题的不同看法都会对已有的权威形成挑战。在理性权威实施时,规则的限制和认识的差异也使得很多努力不能达到预期中的改进效果,造成工作的低效或严重失误。

1987年至1995年,世界上没有任何药物能够有效阻止艾滋病的蔓延,艾滋病发病率和死亡率逐年上升,情况不容乐观。1995年以后,随着有效的抗病毒药物出现和HAART治疗方案应用于临床,全球发达国家艾滋病死亡率呈明显下降趋势,但贫穷国家患者的死亡率并未发生改变。究其原因是某国际组织的政策出现重大失误。因为当时针对贫困国家和地区的艾滋病治疗政策采用的是成本效益分析方法。这种方法被当作权威标准用于新药对贫困国家艾滋病患者治疗的经济效益评价。因艾滋病治疗费用巨大,一些国际组织由此得出可用的有效的治疗药物并不适用于经济欠发达国家的结论,致使患者无法享受到有效的治疗方案,发病率和死亡率居高不下。直到21世纪初,经过重新评估,并在多个专家的建议下,贫困国家和地区的艾滋病患者才开始得到有效治疗,艾滋病得以控制,全球艾滋病发病率和死亡率呈现整体下降趋势。

可见,面对各种权威时,有必要深刻地理解对权威内容做客观评估的重要性,并对自己的偏见和世界观保持清醒认识。

4.6 知识技能:理解由于权威人士积极互联以及信息源随时间而不断发展,信息生态系统也在日益社会化

数字时代下信息生态系统不再仅仅由传统的数据库、学术期刊和研究机构构成,更多地涵盖社交媒体、博客、在线社区等新型媒体。科技进步、全球化以及信息产生和传播的便捷性使得信息源的发展速度日益加快,数量不断增加,新的研究、数据、观点等源源不断地涌现。这种动态的、开放的信息生态系统为公众提供了一个参与和表达意见的平台,使得信息生产和信息传递不再局限于领域内的权威和专业人士。任何专业的学者、专家、意见领袖都可以通过直播、博客、社交媒体等渠道分享自己关注和感兴趣的研究内容、研究成果,与关注者直接互动;公众也可以直接在网络平台对权威人士的观点提出疑问、分享自己的看法,形成更加开放和平等的学术和专业对话氛围。

在信息生态系统日益社会化的同时,信息的真实性和可信度必将成为获取健康信息的关键思考点。个体需要具备批判性思维,通过评价指标和评价工具有效评估信息源的权威性,避免受到虚假信息或误导性信息的影响。在遇到不同的甚至相互冲突的观点时,形成并保持开放的思维。

第 5 章

战略探索式检索

信息检索是指用户在特定时间和条件下根据自己的信息需求,按照一定的过程、方法和技术,查找特定信息资源、获取所需信息和知识的过程。信息检索的实质是将描述特定用户所需信息的提问特征与信息存储的检索标识互相匹配的过程。

所谓战略探索式检索是指"信息检索往往是非线性并且迭代反复的,需要对广泛的信息源进行评估,并随着新认识的形成,灵活寻求其他途径"。任何检索都是在多次反复不断的试错、纠错思维过程中完成的。有经验的研究人员都会对研究过程中信息检索的经历印象深刻,这是一个利用不同的信息源、不同信息获取方法"探索"的过程。但是"探索"往往需要通过使用恰当的检索工具和检索技术,在策略指导下完成,实现对最终目标的获取。这正是对"战略探索式检索"的深刻理解。

初学者可能只在有限的资源中进行搜索,往往使用较少的搜索策略。专家们认为信息搜索是一种情境化的复杂体验,受到搜索者认知、情感和社会维度的影响,同时也会影响这些维度。检索更广泛、深入以确定项目范围内最合适的信息。

本章将以探索的角度介绍阈值概念下的 8 个知识技能涉及的检索知识。

5.1　知识技能:确定满足信息需求的初步范围

信息需求是检索需求者为了实现特定情境下的特定目的对信息获取的需要或渴求。这种需求或来自个人学习、兴趣探索,或源于工作需要、决策制定。

确定满足信息需求的初步范围涉及信息需求的目的以及围绕目的的研究主题或领域。首先,明确信息需求的目的,是为了解决什么问题或达到什么目标。这有助于确定需要寻找的具体信息。其次,界定主题范围,将信息需求限定在一个特定的主题或领域,有助于缩小搜索范围,提高检索准确度。

信息需求的产生通常与需求者的目标直接相关。例如,学生在写研究论文时有获取相关文献的信息需求,企业经理做战略决策时需要市场调查数据的支持,医生可能随时获取最新的医学研究成果以保持专业知识的更新。

医学本科生的主要任务是学习和理解专业知识,在校研究生侧重于对某个具体学科内容的深化。因两者接受专业训练的时间有限,专业知识尚不完备,主要是完成课业考试或课题的文献综述,部分参与导师的实验,而非参与全部学术活动。在此阶段的信息需求主要是检索专业领域内的文献。

住院医师和临床医师有着与在校学生不同的信息需求。他们已从注重学校的学习成绩和满足导师的需求转向职业的选择和对所在领域学术问题的探究。信息需求的关注点是学科发展和研究领域的前沿和热点,以提升学术水平,为取得学术话语权做努力。

在申请课题时,各类基金资助机构对资助课题的要求、标准和研究指南也在某种程度上影响着信息需求。国家自然科学基金和国家社会科学基金对信息需求的目的显然不同。

当信息需求的目的确定后,接下来就要界定研究的主题内容。当然,这与信息需求者的专业层次密不可分。同样的文献综述写作,初学者的主题选择应当聚焦在一个较小的范围内,专家则可以在更广阔的研究范围内选择写作主题。课题开题需要对所选研究领域有全面彻底的了解,才能把握开题的方向和主题内容,以查全为主。只是想了解领域内的研究热点,关注近几年的最新文献即可。

5.2　知识技能：确认关于某一话题的信息产生方,如学者、组织、政府及企业,并决定如何获取信息

任何主题的信息都是由不同的个体和机构为不同原因创建、生产和制作,并通过不同途径进行传播。

确认某一话题的信息产生方及其原因,了解其在研究、写作、传播信息时使用的渠道和方法,可以有针对性地收集来自不同领域、不同观点的信息,从更大角度加深对话题的理解,更好地形成自己的观点和结论。同时确保获取信息的权威性和可靠性。

例如"假肢"这一概念,包含设计、制造、使用、销售等环节,与此相关的专业领域有设计学、机械制造、医学、商业。信息可以来自机械工程师、设计师、整形外科医生、残疾人等个体,也可以由政府机构、军队、国家、康复医院、假肢制造商、残疾人家庭等提供。信息产生方不同,信息的内容、传播渠道都有区别。

总体上讲,信息产生方可概括为信息个体、非营利组织、政府机构和企业。信息传播渠道有政府出版物、期刊、报纸、商业杂志、博客、播客、微信、网站等。可利用搜索引擎、学术和商业数据库、政府网站和非营利机构网站检索信息。

无论是哪种信息产生方,产生的信息都有可能是正式信息或非正式信息,都有可能通过正式渠道或非正式渠道传播。相关内容可以参考"信息创建的过程性"阈值概念的有关讲解。

5.3　知识技能：检索时运用发散(如头脑风暴)和收敛(如选择最佳信息源)思维

在信息检索过程中,同时运用发散和收敛思维是一种有效的检索思维策略。既有助于查全相关的信息领域,又能迅速锁定信息源,获得合适的最佳信息。

(1) 发散思维

发散思维主要表现在检索范围和检索词的选择上。开始检索前,尽可能头脑风暴式收集与需求主题相关的想法和概念,扩大搜索内容,避免遗漏。如检索"药厂在不道德的医疗行为中的角色"文献,涉及的领域包括药厂、医院、医学伦理等。其中"药厂"的检索词有制药厂、药厂、药品、医药代表、药店以及各大医药公司的名称,都可用作检索词。"医院"的检索词有医药、医生、医学生、患者、医学科研人员、食品药品监督管理局等政府机构名称。"医学伦理"的检索词有利益冲突、特殊利益、研究基金、临床试验等。总之,尽可能列出描述主题的术语或概念。

除依靠已储备的专业知识外,还可借助相关工具发散思维,提高思考效率。如各种字典、词典等。下面介绍的方法仅基于几个学术数据库的特殊功能。

① 发散主题领域

案例:传染病流行期间,"洗手"是一种宣传最广泛、最实用的减少疫情传播风险的方法。但"洗手"果真像宣传的那样有效吗?

检索问题:洗手能否降低传染病传播风险?

发散思维:除了洗手的方法、洗手的时间、洗手的效果、洗手的设备外,还能想到哪些与洗手有关的研究内容?

获取工具:可借助美国《医学主题词表》(medical subject headings,MESH)中主题词详细注释下(details)的"See Also"获取(图 5.1)。

"See Also"是 MESH 提供的一种相关参照系统。目的是把两个表面上不相关的主题词联系起来,为转换检索领域扩大搜索范围提供检索思路。这两个主题词之间不存在层级关系,即不是上下位隶属关系,也不是同义词关系,但的确是有关系的,并通过"See Also"反映出来。

从图 5.1"洗手"的主题词详解中可以发现,"洗手"规范化的主题词是"hand

Hand Disinfection MeSH Descriptor Data 2024

Details   Qualifiers   MeSH Tree Structures   Concepts

MeSH Heading	Hand Disinfection
Tree Number(s)	N06.850.670.150.500
Unique ID	D006235
RDF Unique Identifier	http://id.nlm.nih.gov/mesh/D006235
Scope Note	The act of cleansing the hands with water or other liquid, with or without the inclusion of soap or other detergent, for the purpose of destroying infectious microorganisms.
Entry Version	HAND DISINFECT
Entry Term(s)	Disinfection, Hand Hand Sanitization Hand Washing Handwashing Scrubbing, Surgical Surgical Scrubbing
Previous Indexing	Cross Infection/prevention & control (1966-1981) Disinfection (1975-1981) Sterilization (1966-1974)
See Also	Hand Sanitizers
Public MeSH Note	2013; see HANDWASHING 1982-2012

图 5.1　主题词"手消毒"详解

disinfection",中文翻译成"手消毒",树状结构号是 N06 大类,属于"Environment and Public Health"(环境和公共卫生)范畴。其相关参照"See Also"是"hand sanitizers",中文翻译是"洗手液",树状结构号是 D27 大类,属于"Chemical Actions and Uses"(化学反应和应用)范畴。

提示:检索"洗手"文献时,选择两个主题词"手消毒"和"洗手液",通过逻辑运算符"OR"合并检索结果。这是两个看似不相关的名词,但通过 MESH 的相关参照,将不同领域但又紧密联系的研究内容关联在一起,将检索思路从"洗手"转换到"消毒剂",扩大了研究方向和检索范围。

② 关联词汇:包括同义词、近义词和相关术语。尽可能列出与检索词有关的名词术语,确保在检索过程中不会错过信息,提高查全率。

使用工具 1:可利用 MESH 中的 Entry Terms(款目词)提供的名词术语获取关联词汇。

款目词(Entry Terms)在词表中表达的是非受控词汇,即非主题词,可以理解为主题词的同义词、近义词、不同拼写用词、倒置的名词术语等关联词汇。

从图 5.1 看出,主题词"手消毒"的"Entry Terms"有 Disinfection,Hand,Hand Sanitization,Hand Washing,Handwashing,Scrubbing,Surgical 和 Surgical Scrubbing。经过简化,可检索用的同义词包括 Surgical Scrubbing,Hand Sanitization,Handwashing 和 Hand Washing。

因主题词检索的特殊性,在利用 MESH 主题词方法检索时并不考虑同义词检索,但这可以为没有提供受控词汇检索语言的数据库,如 Web of Science、Scopus、中国知网、万方、维普等数据库检索提供帮助。也可为制作 Meta 分析、系统评价等证据检索时提供全面、系统的检索用词。

上述方法同样适用于使用相同检索语言主题词表的《中国生物医学文献数据库》。

使用工具 2：利用中国知网为关键词提供的定义、相关词、相似词等功能。

在中国知网每个检索结果的文摘界面，点击"关键词"字段后的相应关键词，进入中国知网的"关键词知网节"，即可看到相关信息。

"洗手"的相关词有医院感染、医务人员、洗手液、手消毒等。相似词有洗手护士、洗手盆、洗手质量、术前洗手等(图 5.2)。

相关词

医院感染	医务人员	医护人员	依从性	医护人员手
医院感染管理	手卫生	控制医院感染	感染控制	洗手液
手消毒	细菌培养	医院内感染	医院感染率	院内感染
医院感染学	护理人员	消毒效果	洗手剂	调查分析
消毒液				

相似词

洗手护士	卫生洗手	洗手盆	洗手质量	洗手消毒
洗手活动	术前洗手	外科洗手	洗手器	

图 5.2 中国知网"洗手"的关联词

（2）收敛思维

所谓收敛思维指对信息源的最佳选择，可以理解为对检索结果的最优选择。

原则：围绕信息需求，结合数据库检索功能和学术评价方法选择最适合的检索结果。

① 检索结果过滤和限定：如 Pubmed、中国生物医学文献数据库提供检索的限定或过滤功能。根据不同的检索需求，通过选择时间、文献类型、文献语种、年龄等过滤条件，选择检索结果。

② 检索结果分析：利用数据库的结果分析功能或排序功能，对检索结果进行多个条件分析，如论文发文趋势、作者发文量、机构发文量、学科类别、出版物、文献类型、研究领域、基金资助等。

③ 检索结果引文分析：利用引文数据库或数据库提供的引文分析功能或排序功能，对检索结果的被引信息进行分析。主要分析内容有作者、机构、论文、出版物等被引量分析、H 指数、期刊影响因子、热点论文、高被引论文、论文的引文位置分析等。

检索中的发散和收敛思维同样是一个循环迭代的过程。根据初步结果调整搜索策略，评估其质量，并相应地调整关键词、搜索策略或信息源。一旦找到有价值的信息源，阅读相关文章、报告、数据，深入挖掘其中的内容，以获取更全面的理解。发散和收敛思维相互补充,在信息检索过程中既保持广度又迅速达到深度。通过有序地整合这两种思维方式,能够更有效地满足信息需求。

5.4 知识技能:理解信息系统(如已记载信息的收集)的组织方式,以便获取相关信息

信息检索系统是集信息采集、整理、组织、加工、存储和检索信息功能为一体的信息资源整合体。通过揭示信息的内容特征和外部特征等有序化组织方法实现。其目的是提高信息的可访问性、可理解性和可用性。

信息的内容特征,如关键词、主题词、分类号或其他知识单元表达,揭示信息的内容。信息的外部特征,如题名、作者、机构、刊名、图书名称、出版或发表日期、导师、载体的物理形态等直接反映信息对象的外在特点。

信息的内容特征和外部特征与信息检索系统中的检索标识紧密相连。

检索标识是与检索途径相对应的具体化概念,如主题途径的检索标识是主题词,分类途径的检索标识是分类号,著者途径的检索标识是著者姓名。通过对检索标识的组织和管理,形成检索方法和检索策略。

标引是对信息添加标签,进行特定标识的过程。目的是建立索引和检索语言。标引分为自动标引和人工标引两种方式。自动标引或机器标引通过计算机程序对信息进行自动分析和标识,而人工标引则需要领域内专家对信息进行阅读和分析后进行标识和分类。如关键词标引是提取文献中表达重要内容的词语标注为关键词;主题词标引是根据特定的主题词表将文献中的关键词分配到特定主题类别中;分类标引是依据所选的分类体系将文献内容分在不同的类别。

根据不同的组织方式形成的检索标识,可以提供针对性的检索方法。已知分类标识,可选择分类检索。已知主题词标识,可选择主题检索。但要注意系统所选的受控词表的种类和使用方法。

如图 5.3 所示,收录在中国生物医学文献系统中的"双极人工股骨头置换术后脱位的影响因素"文献,反映文献内容特征的检索标识主要有关键词、主题词、学科分类号。通过对文献标题、文摘、全文的分析,选择"关节成形术、置换髋、髋假体和脱位"形成关键词检索标识。根据检索系统选用的医学主题词表 MESH,选择"髋假体;关节脱位;脱位;手术后期间;关节成形术,置换,髋;病例报告"作为主题词检索标识,通过机器自动标引形成。选择中国图书馆分类表中的 R 类作为分类标引的依据,具体分类号是 R318.17、R684.7、R687.32、R687.42、R741 和 R749.7。这就是标引的过程。完成后,即可通过相

关的关键词、主题词或分类号检索文献。

双极人工股骨头置换术后脱位的影响因素 🔊 🖼
Influence factors of dislocation after bipolar prosthetic replacement

作者:	李玉龙; 翁习生; 李涛; 董玉雷; 肖刻
作者单位:	中国医学科学院、北京协和医学院北京协和医院骨科, 100730
出处:	中华医学杂志 2016;96(15):1212-1214
关键词:	关节成形术, 置换, 髋; 髋假体; 脱位
摘要:	目的:探讨双极人工股骨头置换术后脱位的影响因素。方法:回顾性分析2001年10月至2015年10月北京协和医院骨科行双极人工股骨头置换病例374例资料,总结其中脱位患者的临床资料,分析其脱位原因。结果: 374例行人工股骨头置换术的患者中术后发生脱位的共12例,10例患者经过手法可复位,其余2例患者需切开复位.脱位组中大部分患者合并有老年痴呆症、帕金森病、脑梗后遗症等神经精神疾病,这些合并症引起的体位不当等因素是导致脱位的主要原因。结论:合并神经精神疾病是导致人工股骨头置换术后脱位的重要因素.
学科分类号:	R318.17; R684.7; R687.32; R687.42; R741; R749.7
主题词[机]:	*髋假体; *关节脱位; *脱位; *手术后期间; 关节成形术, 置换, 髋; 病例报告
特征词:	人类

图 5.3　中国生物医学文献数据库检索文献

综上,了解信息检索系统的组织方式,有利于检索方法的选择,提高检索效率。

5.5　知识技能:使用不同类型的检索语言(如受控词表、关键词、自然语言)

检索语言是表达信息检索提问和信息需求的一种专用的人工语言,是沟通信息资源和用户检索需求的工具。正如人类语言有自己的语法和词汇一样,检索语言也有自己的检索语法和检索词汇。检索词汇简称为检索词,检索语法可视为检索方法和技术。

5.5.1　检索词汇

检索词汇分为表达文献外部特征需求的直接检索词和表达文献内容特征需求的受控检索词两大类。前者直接从检索标的物抽取,如书名、刊名、篇名、作者、出版社、序列号等。表达文献内容特征的分类号、主题词、关键词等受控检索词则需要制定相应的使用规则,形成受控词表。

受控词表是一个包含有限且预定义词汇及其关系的列表,常用的有《医学主题词表》和《中国图书馆分类法》。以主题概念为基础选择词汇,经过各种规范化处理,可减少检索歧义,提高检索的准确性。如美国国家医学图书馆研制的《医学主题词表》、荷兰医学文摘中的 Emtree 等,都由医学专家、图书馆学家选择主题词,每年更新和维护。

分类法是指将事物或概念划分为不同类别或组别的过程。具体运用概念划分与概括方法,按照知识门类的逻辑次序从抽象到具体、从一般到特殊、从简单到复杂,从而产生不同级别且存在隶属关系和体现知识等级体系的类目。分类法的检索表达是分类号。常见的有《中国图书馆分类法》《杜威十进分类法》《美国国会图书馆图书分类法》和《国际专利分类法》等。

关键词是指出现在文献标题、文摘、正文中,对表达文献内容具有实质意义的语词。相比主题词,关键词选择相对简单、直接、自由和灵活,无需进行特别规范化处理,可直接选用。缺点是部分词语存在歧义,检索时需多加考虑。

受控语言中的文献描述和概念表达具有唯一性、专指性,可显示概念间的各种对应关系,有利于及时调整检索策略。但由于词表使用复杂,对检索人员有一定要求。

除直接检索词和受控检索词以外,随着信息检索技术的发展,信息系统对语言处理的能力逐渐增强,特别是大语言模型的出现,自然语言问答式检索的趋势越来越普遍。自然语言检索就像与人对话一样,更加直观,可以减少概念间转换产生的误差,操作简便、灵活,适用范围广。

在信息检索中,不同类型的检索语言需根据检索需求和检索效果进行选择。当然,也可以将不同类型的检索语言结合使用。用户可以在开始检索时使用关键词,然后利用受控词汇缩小搜索范围。或者,通过篇名、作者检索获取一条哨兵文献,从中找到受控词的表达信息,再进行准确检索。

5.5.2　检索语法和检索方法

检索语法是构成检索语言的另一个重要内容。检索语法在信息检索系统中构造了检索提问的表达规则。这些规则定义了用户如何输入检索词及构建表达式以获取与信息需求相关的数据。检索语法中的规则在实际检索中即是相对应的检索方法。

不同的信息检索系统采用不同的检索语法。下面介绍几种常用的检索语法和与之相匹配的检索方法。

（1）布尔逻辑算符和布尔逻辑检索

布尔逻辑算符是表达概念之间关系的一类运算符,有 AND（与）、OR（或）和 NOT（非）3 种（图 5.4）。

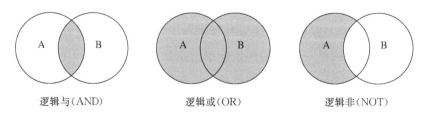

逻辑与（AND）　　　　逻辑或（OR）　　　　逻辑非（NOT）

图 5.4　布尔逻辑算符

① AND(逻辑与)：表示相交关系,组合不同概念的检索词。检出的记录必须同时包含所有的检索词。其作用是对检索词进行限定,缩小文献数量。

② OR(逻辑或)：表示并列关系,组合具有同义或同族概念的词,如同义词、近义词、相关词等。检出的记录中至少包含两个检索词中的一个。作用是扩大检索范围,增加文献量。

③ NOT(逻辑非)：表示排斥关系,在两个或两个以上检索词中排除不需要的。作用是提高专指度,缩小文献数量。

利用布尔逻辑运算符组合检索即布尔逻辑检索。这是检索系统中最基本的检索方法。

(2)截词符号和截词检索

截词检索是英文数据库中常见的一种检索方法。常用的截词符号有 ∗ 、％、? 等。

根据符号所在位置不同有右(后)截词、左(前)截词和中间截词。使用截词检索必须注意,词干不要太短,最好大于 3 个字母。

① 右截词(later truncation)：例如 enzym∗ 匹配的单词可能有 enzyme、enzymes、enzymatic 和 enzymic 等。

② 中间截词(middle truncation)：例如 s∗ food 匹配的单词可能有 seafood、soyfood 等。

③ 左截词(former truncation)：例如 ∗ PCR 匹配的单词可能有 real PCR、pre-PCR 等。

④ 混合截词：例如 organi? ation∗ 匹配的单词可能有 organisation、organisations、organisational、organization、organizations、organizational 等。

(3)双引号""与精确检索

当检索表达式由两个或两个以上检索词构成时,即形成一组词或短语。如果希望这一组词或短语同时出现在检索结果且紧密相连,检索语法要求将检索词置于""中。例如,"artificial intelligence" 表示只匹配同时包含 artificial 和 intelligence 且两个词之间没有其他词出现的文献。

这种利用""精确表达的检索方法称为精确检索,也称短语检索或词组检索,是检索英文文献常用的一种检索方法。

(4)字段与字段检索

字段是构成数据库中数据或文献的最基本单位。每个字段具有特定的名称和数据类型,表示特定的信息。常见的有标题、作者、期刊名称、关键词、机构、出版社、主题、日期、摘要等。字段也是检索的最小单位。将检索需求限定在特定字段内检索,即字段限定检索。

（5）作者表达与作者检索

在检索欧美作者文献时有特殊的检索语法。由于欧美人名字的习惯顺序是先名字后姓氏，如获 2020 年诺贝尔生理学或医学奖的美国病毒学家哈维·奥尔特（Harvey J. Alter），奥尔特（Alter）是姓，哈维（Harvey）是名字。但在检索系统中的编排格式是姓在前、名字在后，名字用首字母缩写，即 alter hj。检索表达：alter h * 或 alter hj。

（6）作者标识符与作者检索

作者标识符是标明科研作者身份的符号，是学术领域的身份证。目前作者标识符已被多个数据库采纳用于检索作者文献。ORCID 是最常采用的作者识别符。ORCID 是 Open Researcher and Contributor ID（开放研究者和贡献者身份标识）的简称，一家开放的国际性非营利组织，成立于 2010 年。ORCID 为全球每位申请注册的人员分配一个终身有效的唯一身份标识码。不仅实现学者的学术活动和科研产出的自我管理以及学术履历的自我呈现，也有助于提高个人在世界范围内的学术知名度，扩大学术交流范围。ORCID 可在其网站（https://orcid.org）免费注册。通过 ORCID 的作者 ID 号检索，可精确获得个人已发表的文献。

不同的信息检索系统支持不同的检索语言，检索语言选择取决于用户的需求、检索系统的功能以及信息的特性。

5.6 知识技能：选择与信息需求和检索策略相匹配的检索工具

检索工具是检索和获取相关信息的软件或应用程序。选择检索工具是信息需求和与之相应的检索策略共同作用的结果。

目前常用的搜索引擎、学术数据库和各种网络资源平台不再是一个独立的终端检索工具，而是一个信息检索系统，每个系统平台都包含多个数据资源和众多服务功能。如 PubMed 平台中包含 MEDLINE 数据资源、MESH 词表等。中国生物医学文献数据库是中国生物文献服务系统中一个以期刊文献为主的学术数据库，其他还包括学位论文数据库、医学科普数据库、西文数据库等。下文从信息检索系统角度介绍本知识技能中的知识点。

5.6.1 信息检索系统的用户界面功能

信息检索系统通过用户界面实现用户与存储数据的交互。在信息检索过程中用户界面起着关键作用，是用户进行检索操作的平台和通道。用户界面的功能设定具体包括以下内容。

（1）检索输入和查询：通过文本框、语音输入或其他手段，将用户的信息需求传达给信息检索系统。

（2）检索结果呈现：包括列表、图表、摘要等多种形式。有助于用户快速浏览和理解检索结果。

（3）检索结果过滤和排序：提供过滤和排序选项，有针对性地选择检索结果的展示方式，更好地满足检索需求。

（4）高级检索功能：如布尔逻辑运算组合、字段限定检索等功能，提高检索的准确性。

（5）导航和浏览：从分类角度提供信息检索方法。

（6）个性化推荐：根据搜索历史和兴趣推荐相关内容，实现个性化推荐，提高搜索效果。

5.6.2　信息检索系统的检索功能和检索拓展功能

信息检索系统中，根据用户界面提供的各种功能，从信息检索角度将其分为检索功能和检索拓展功能。

检索功能是利用用户界面的输入、查询、导航、浏览等对信息检索系统的操作，包括简单检索、高级检索、专业检索、分类检索。简单检索功能，即单一的检索输入框。高级检索功能是多个检索输入框与逻辑算符的组合。专业检索功能提供的则是由不同字段标识符与逻辑算符组成的表达某一检索需求的检索表达式。

检索拓展功能是通过用户界面的检索结果排序、呈现、交互、反馈等完成对检索结果的深度剖析，包括检索结果分析功能、检索结果引文分析功能、检索结果排序功能和全文链接功能，是对检索结果的深化。检索结果分析功能是对检出的文献中的作者、机构、期刊、文献类别等进行分析，进而得到检索主题的相关分析内容的排序列表，为用户选择文献深度利用提供帮助。引文分析功能是对检索出的文献的被引情况进行分析。只有引文检索系统才能提供引文分析数据。检索结果排序功能常见的有发文时间排序、相关度排序、下载频次排序、被引频次排序等。全文链接功能是文摘型信息系统提供的满足用户获取全文需求的功能。通常与系统外的数据资源链接，提供全文服务。

5.6.3　信息检索系统的检索方法

依据信息检索系统存储的数据内容、使用的检索语法和信息组织方式，常用的检索方法除前一个知识技能中介绍的与检索语法有关的方法外，还包括以下方法。

（1）分类检索：通过分类检索语言查找文献的方法。检索标识即分类号。检索的关键是确定检索课题在分类体系中的确切位置。

（2）关键词检索：关键词是未经规范处理但能表达文献实际意义的词或词组。选择课题中具有表达文献概念的关键词或词组查找文献的方法，即关键词检索。围绕关键词检索需要考虑检索词的同义词、近义词、受控词汇、检索词的截词形式、英美词形、词组构成和检索词的中文分类号等。

（3）主题词检索：依据主题词表确定规范化的主题词的查找方法。检索标识是主题词。不同的学科有不同的主题词词表，检索时应注意参考。

5.6.4　检索策略制定

检索策略是指针对信息需求中的某一具体问题，运用合适的检索工具、恰当的检索方法和技术，从最佳信息资源中获取有效信息的检索方案和计划，包括信息需求、选择的检索工具、编制检索表达式以及检索反馈等。

（1）明确信息需求：清晰的信息需求使检索目标和检索范围更有针对性。构建自己的研究问题时应考虑到问题的焦点、目的、受众。

（2）选择合适的检索系统：根据信息需求选择合适的检索系统，确保所选检索系统的特性和搜索能力。需要考虑的问题是：你发现哪些不同类型的信息资源？收录范围是什么？哪些数据库或检索工具可以找到你需要的资源？

（3）使用适当的检索语言：根据情境选择适当的检索语言，可以是受控、关键词、自然语言等，注意逻辑运算符、截词符使用方法。合理运用多种语言形式和检索技术，能够增加检索的全面性和准确性。

（4）构建有效的检索表达式：制定精确而具体的检索表达式，确保逻辑运算的正确性、字段选择的合理性。避免过于模糊或宽泛的检索。

（5）恰当使用限定检索选项：根据信息需求选择检索时间、文献类型等限定条件，确保检索范围合理。

总之，检索时应展现出思维的灵活性和创造性。

5.6.5　检索策略测试：哨兵文献

哨兵文献是指与研究主题密切相关的文献，包括来自权威专家、学者、机构的经典文献，或者是反映重大事件的历史记录等。可利用已制定的检索策略测试所选的每一个信息资源。如果能找到预期中的哨兵文献，说明检索策略相对正确。但要注意数据库的覆盖范围各不相同，哨兵文章可能无法在每一个资源库中都能找到。

5.7 知识技能：根据检索结果来设计和改进需求与检索策略

信息检索不是一蹴而就，最初的检索尝试不一定可以得到充足的结果，是不断纠错、改正的过程。

（1）如果检索结果数量太多，可能的原因及改进方法：

① 信息需求，即你的研究课题已经有成熟的研究成果。可以考虑更换课题，重新设计。

② 检索问题，包括检索词选择、检索方法选择、检式设计等。改进方法可选择受控词汇、布尔逻辑算符（and 和 not）、标题字段而非复合字段或全文字段、精确检索、适当的检索限定条件（如时间、年龄、文献类型）等。

（2）如果检索结果数量太少，可能的原因及改进方法：

① 信息需求，即检索课题范围太窄。同样考虑更换课题。

② 检索问题，包括添加不必要的限定词或副主题词、检索字段选择的范围太窄、逻辑关系处理错误等。可选择更大范围的自然语言、检索词的关联词汇等增加检索用词。选择截词检索、删除主题词的限定用词、布尔逻辑算符 or 检索等检索方法。

（3）无论检索结果数量太多或太少，都可以考虑通过数据库的检索拓展功能修改检索策略：

① 数据库检索结果的分析功能。通过对作者、机构、基金、出版时间、学科领域等分析结果，选择可进一步完善检索策略的检索词或检索方法。

② 利用检索结果的过滤和排序功能，快速筛选文献，过滤有价值的检索用词。

③ 利用检索结果引文分析功能，查看引证文献和参考文献，了解课题的历史脉络和最新进展，重新确立研究课题。

从"知识技能 5.1：信息需求"到"知识技能 5.7：检索策略"的反馈修改，是一个完整的信息检索过程。每一步都需要检视信息需求的目标和检索策略，需要随着对新信息的理解和深化，不断调整、设计、改进和完善检索策略，保持目标的一致性。这是一个灵活的过程。

5.8 知识技能：管理检索过程和结果

记录检索过程：记录整个检索过程，包括检索时间、使用的检索工具、检索表达式等信息，有助于追踪检索思路，更新检索策略或分享检索过程。

保存检索结果：利用文献管理软件保存检索结果，建立个人或团队的知识库，方便信息的阅读、笔记和论文写作。

当然，在整个检索过程中都需注意保护隐私和数据安全，注意敏感信息的处理，遵循相关信息伦理的法律和规则。

目前尚没有一个明确的方法告知检索过程何时结束，没有一个固定的数字确保是足够的检索结果，是所有检索都能普遍接受的文献数量。

下面提供几个底层逻辑问题：

（1）是否捕获哨兵文献？

（2）检索结果数量与预期是否一致？

（3）检索文献内容是否在多个数据库检索中看到？是否一致？

（4）是否检索到评论性文献？

（5）在已检索到的文章中是否有已被引用的文献？

除以上物理操作外，还应了解信息检索过程中个体情绪和认知体验的变化，即库尔梭的信息搜索过程模型[Carol Kuhlthau's Information Search Process（ISP）model]，简称库尔梭模型。

美国人卡萝尔·C.库尔梭，在信息查询与利用、面向用户的信息服务与系统以及用户教育等方面有较为深入的研究，获得多个奖项。尤以对用户信息搜索过程的系统研究在国际图书馆界产生了较为深远的影响。

库尔梭的信息搜索过程模型将信息搜索过程划分成不同的阶段，并分析了不同搜索阶段个体经历的情感、行动和认知体验及其三方的相互作用。

开始阶段：用户首先意识到某一领域知识的缺乏，即产生信息需求，但此时认知是模糊的、不确定的。

选择阶段：用户开始探究和确定与检索需求相关的潜在的信息资源。会根据个人兴趣、任务的要求、可检索系统的易用性、便利性等选择合适的信息资源检索。此时，用户的态度是乐观的，对检索主题的认知依然是模糊的。

探索阶段：用户主动搜索来自不同信息资源的信息。此时用户已查找到与所需主题相关的信息并进行阅读，并将新的信息与已知的信息联系起来。但在此过程中用户会明显感知到困惑和不确定性，产生怀疑和沮丧感。这是用户经历的最困难阶段。

形成阶段：根据在探索阶段搜集到的信息，用户对自己的信息需求逐渐明晰，开始细化对研究需求的理解，并聚焦一个研究主题。用户对不确定性的感知逐渐减弱，此时兴趣和信心开始增强。

搜集阶段：此阶段的任务就是搜集与所需特定主题相关的信息。目标更有针对性和目的性。用户有方向感，也更为自信。

呈现阶段：用户完成检索过程,并将检索到的信息应用到研究项目、论文写作或其他过程。用户会产生放松感。

评估阶段：用户反思整个检索过程和所获得的信息,评价检索的有效性和信息的质量。

不同信息搜索阶段的心理过程可以总结为：

认知模糊→乐观→怀疑、沮丧→信心增强→方向明确,信心继续增强→放松→满意或失望

库尔梭模型的主要观点：一是信息检索是一个动态的过程,不是单一的事件;二是信息检索是意义建构的过程,不是简单的问题解答活动;三是在信息检索的初期,用户对不确定性的感知往往会增强,而不是减弱,相应的是信心的减弱。这一感受是信息检索过程中的一个常见现象。

库尔梭模型对于理解信息检索的复杂性和动态性具有一定的价值。认识到检索过程中的情感因素,承认在不同阶段可能会经历不确定性、挫折甚至满足等各种情感体验,有助于掌握自己的心理动态,耐心细致地完成全部检索过程。

第6章

探究式研究

德国著名教育改革者威廉·冯·洪堡在1809年创办柏林大学时首次将科学研究引入大学教育,提出通过教学与科学研究相结合的方法去追求纯粹知识的思想和理念。如今,科学研究已是大学教育最基本的职能之一。科学研究是人类在实践中用正确观点和客观、精确的方法观察未知事物并通过理论思维正确反映其本质规律或验证、发展有关知识的认识活动。

探究(inquiry)意为探索、追究、质询,可理解为研究的N次方。《框架》将研究视为探究,意味着科学研究的复杂性、持久性和艰巨性。探究不仅局限于学术界内部,还可能延伸至整个社区,甚至全球。探究对象从个人、专业扩展到社会需求。探究内容既有针对基础知识提出的简单问题,也有更高水平的精炼研究问题、使用更先进的研究方法以及探索更多样化的学科视角。

"科学是从问题到问题的进步——从问题到愈来愈深刻的问题"。正如《框架》所描述的"在任何领域,研究都永无止境,它依赖于越来越复杂的或新的问题的提出,而获得的答案反过来又会衍生出更多问题或探究思路"。如此循环递进,才能有科学的进步和社会的可持续发展。

做研究,要有"问题意识"。什么是"问题意识"?问题意识是一种思维的问题性心理品质,表现为人们在认识活动中,经常意识到一些难以解决的、疑惑的实际问题或理论问题,并产生一种怀疑、困惑、焦虑、探究的心理状态。这种心理驱使个体积极思考,不断提出问题和解决问题。其实质是发现问题和提出问题的能力、对问题进行探究的倾向、一种寻根究底的反思及批判精神。

提出研究问题是一个由研究领域、研究学科到研究主题再到研究问题逐步聚焦的思维过程。研究领域是一个广泛的概念,是指学术研究的范围或主要方向,涵盖众多学科和专业,为研究提供大的框架和范围。学科是某个研究领域的专业分支,是知识积累到一定程度后体系化分类的结果。每个学科都有其特定的研究方法、理论框架和知识体系。研究学科进一步细化了研究课题的研究范围。研究主题是对学科的研究范围深入探讨的具体议题。研究问题则是研究主题探讨的具体议题里需要解决的研究内容。4个概念在学术研究中相互关联、相互影响,共同构成学术研究的完整体系。

本阈值概念中包含的 8 个知识技能基本概括了探究式研究的原则、方法和流程。

6.1　知识技能：基于信息空白或针对已存在的、但可能存在 争议的信息来制定研究问题

研究从问题开始。提出问题是研究的第一步。著名学者梁启超指出：能够发现问题，是做学问的起点；若凡事不成问题，那便无学问可言了。什么是问题？《哲学大辞典》认为问题"一般指需要研究和解决的实际矛盾和理论难题"。问题可以是具体的、实际的，也可以是抽象的、理论的。

如何寻找研究问题？本技能给出了基本原则，即基于信息空白或针对已存在的、但可能存在争议的信息来制定研究问题。

1. 医学领域中常见的研究问题类型

（1）病因研究：探讨疾病的起因和发病机制。

（2）诊断研究：关注疾病的诊断方法和准确性。

（3）治疗研究：研究疾病的治疗方法和效果。包括药物治疗、手术治疗、康复治疗等多种治疗手段。治疗研究的目的是找到最有效、最安全的治疗方法，改善患者的生活质量。

（4）预防研究：探讨疾病的预防措施和策略。旨在识别疾病的危险因素，并制定相应的干预措施，以降低疾病的发病率。

（5）流行病学研究：研究疾病的分布、流行趋势和影响因素。通过收集和分析大量的数据，揭示疾病的传播规律，为防控策略的制定提供依据。

医学领域诸如"现有的治疗方法哪种对该疾病最为有效？"治疗研究问题表明现有的治疗方法或治疗药物的治疗效果是有争议的，需要进一步研究。若"是否有新的治疗方法或诊断方法？"或"这种药物在特定人群中的安全性和有效性如何？"则表达出尚未有研究的空白问题。

2. 确定问题是否是研究空白

确定问题是否是研究空白或哪些已有的研究存在争议，首要的是对相关领域的文献进行深入的回顾和分析。即通过文献阅读启发选题的一种方法。具体方法如下。

（1）通过综述文献或高被引论文：综述文献是对原始文献的总结、整理、分析，为了解学科进展，发现研究问题提供帮助。高被引论文（highly cited papers）是 ESI（essential science indicator）数据库提供的一种引文数据，是某学科 10 年内被 Web of Science 收录的文献中被引频次排名前 1% 的论文。体现出较强的学术影响力和较高的学术价值。

（2）利用文献可视化分析软件：可视化分析软件，如 CiteSpace、VOSviewer 可对文献作者、机构、出版物等出版信息进行直观分析，也可以对文献中的关键词、文献之间的引文关系进行深度剖析。例如通过对关键词的词频分析，可以揭示出领域内研究的热点、尚未充分研究的节点、研究趋势等，为研究课题提供新的线索。

3. 研究问题的选题方法

研究问题的选题方法还可以从以下几个方面考虑。

（1）从申报项目的招标范围中选题：目前我国医学项目已形成门类齐全的申报体系。有来自国家科学技术部的医学科技攻关项目、国家自然科学基金委员会的生命科学部和医学部的项目，还有其他部委及各省市的科学发展规划和基金以及私立的科学基金和国外或国际组织的科学基金。国家基金发布的申报指南或科技发展规划中明确提出鼓励研究的领域和重点资助范围，对科研选题具有极大的参考价值，是一种事半功倍的方法。

（2）从临床实践中选题：从工作中遇到的矛盾和困惑中寻找有实际意义的选题。这是最常见的选题来源。

（3）从理论研究和学术争论中选题：积极参加学术会议、讲座、疑难病例讨论，在思想碰撞中发现有价值的信息，不失为选题的好机会。

（4）通过已有课题的延伸选题：深度挖掘已有课题的内容，从不同角度和层面寻找新的研究内容。

（5）通过改变研究要素选题：改变受试对象、处理因素和效应指标三大要素之一，发现有潜在应用价值和理论意义的选题。

（6）在学科交叉和移植中选题：学科交叉的边缘地带常是创新课题的发现地。移植其他学科领域的新成果、新技术、新方法也是科研选题的重要方法。

研究问题的确定是一个研究外延逐渐缩小、研究内涵逐渐丰富的过程，是思维从开放到收敛的过程。研究问题提出的信息基础是对文献信息的深入挖掘和分析。了解所在领域、学科的研究现状、存在的观点、疑点和难点，才能发现、聚焦、明确自己的最终研究问题。这是一个开放式探索和信息分析的过程。

6.2　知识技能：确立合适的调研范围

在初步明确研究问题后，应根据研究问题需求、具体内容和研究目标确定恰当的调研范围。

研究范围过宽主要表现在研究内容庞杂、研究深度不够，难以驾驭。并且检索、归纳、整理文献花费时间长。研究范围过窄则研究内容单薄或者研究不具有普遍性和代表性,没有特色。文献量不足以支撑研究内容,容易被同类课题包含,失去研究意义。

郝丹在其著作《学术期刊论文写作技巧与实战》中列出学术期刊论文选题的五要素范围,具体包括时间、地点、主角、方法和事情。可以将这 5 个要素用于确立合适调研范围的参考。

(1)时间要素:是指选题所处的时代背景。包括政策背景、实践背景、研究背景。可参考每年国家科技部、国家自然科学基金委或社会科学基金委的课题指南,或各省市、部委发布的课题指南,抑或参考各学科领域里重要的核心期刊发布的论文选题指南,了解国家最新的科技发展规划、发展方针、政策和需要迫切解决的实际问题。关注信息社会、互联网时代、人工智能等时代表述。

(2)地点要素:是选题所处的研究场域。可依据国别、地域等进行限定,如我国、农村、国外、社区、住院患者、院外患者等表述。

(3)主角:指选题涉及的研究者和研究对象。研究者即选题的研究人员,需结合自身的专业水平、研究能力、时间、研究经费等资源条件,以确保研究能够顺利进行并取得预期成果。研究对象指选题关注的人群、聚焦的现象、问题、数据或文献等,如患者、患者家属、医生、少数民族人群、各种疾病、疾病的诊断、治疗方法等。

(4)方法要素:指实现选题采用的研究方法。包含方法论、研究类型、具体方法和技术,例如,实证研究、质性研究、文献计量学研究、循证研究、系统综述、Meta 分析、问卷调查、案例研究等。

(5)事情要素:指选题的研究内容。研究内容应明确、聚焦,界定不能模糊不清。

总结起来就是调研范围应当反映研究前沿、贴近实践热点、有创新、有亮点。将国家需要与个人研究兴趣和专业背景有机结合。必要时请求同行专家帮助,从而确定一个既具有挑战性又切实可行的调研范围。

检索时,依据研究问题的目标和需求,结合所在学科领域,确定检索的时间范围、信息资源的选择范围和数据的选择类型。

6.3　知识技能:通过将复杂问题分解为简单问题、限定调研范围来处理复杂的研究

将复杂问题分解为简单问题,可以逐一分析每个小问题的特点和解决方案,识别出问题的关键点和难点。同时基于研究问题和目标,利用上述的 5 个要素范围或信息检索的选择范围对复杂问题进行限定,避免在海量信息中迷失方向。以此提高研究的效率和

准确性,确保研究结果的质量和可靠性。

需要注意的是,一是要确保分解后的小问题之间具有逻辑关联,能够共同构成对原问题的全面分析;二是要充分考虑问题的动态性和变化性,以便在研究中及时调整,优化问题分解和调研范围;三是要注重跨学科的交流和合作,以便从不同角度和领域获取更全面、更深入的认识和理解。最后是研究问题所需信息资源的完整性和整合性。

6.4 知识技能:根据需求、环境条件和探究类型使用多种研究方法

研究方法是指在研究中用来收集、分析、解释数据或信息的工具和策略。常见的研究方法如下。

(1)文献研究法:通过查阅和分析已有的文献、书籍、报告等来获取信息和观点。这种方法常用于对某一领域或问题进行初步了解或深入研究。

(2)实验法:通过人为控制某些变量来观察结果的变化,以检验变量之间的关系。实验法通常要求设立实验组和对照组,并控制其他可能的影响因素。

(3)观察法:在自然或人工环境下,直接观察研究对象的行为、特征或现象。可以是参与式观察或非参与式观察。

(4)调查法:通过问卷、访谈、量表等方式收集数据和信息。调查法可以是大样本的量化研究,也可以是小样本。

(5)案例研究法:通过对个别案例进行深入分析,以揭示其特点、过程或规律。案例研究可以是描述性的,也可以是解释性的。

(6)历史分析法:通过梳理和分析历史资料,了解某一现象或问题的历史演变和发展过程。

(7)模拟法:通过构建模型或模拟情境来预测或解释现象。模拟法可以是计算机模拟,也可以是实验室模拟。

(8)比较研究法:通过比较不同对象、群体或情境之间的差异和相似之处,揭示其特点和规律。

研究者的需求包括解决问题、验证假设、探索新领域等。不同的需求需要不同的研究方法。例如,如果需要了解某个现象的基本情况,可以采用问卷调查或访谈等定性研究方法;如果需要深入探究某个机制的原理,则可能需要采用实验法等定量研究方法。

环境条件包括研究对象的可获取性、研究资源的限制、时间限制等。研究者无法直接接触到研究对象,可以采用间接观察或文献研究等方法。如果研究资源有限,需要选

择成本较低的研究方法,如利用已有的数据集进行分析的文献研究法。

在实际研究中,研究者往往需要结合研究需求、研究目标和环境条件以及研究类型综合运用多种研究方法。

6.5 知识技能:密切关注收集到的信息,评估缺口或薄弱环节

对检索信息的收集需要仔细审查和分析,包括文献的选择、阅读,对数据完整性、准确性的分析以及是否存在潜在的检索偏倚。

6.5.1 检索偏倚

检索偏倚是检索信息过程中存在的数据库选择、文献类型选择、文献语言选择等对检索结果的影响。具体包括出版偏倚、数据库偏倚、滞后性偏倚和语言偏倚。

(1) 出版偏倚是指在同类研究中,研究结果具有统计学意义的阳性结果的论文比无统计学意义的阴性结果的论文被接受和发表的概率更大。需全面收集文献做出客观、公正的结论。

(2) 数据偏倚是指数据库收录的学科范畴影响数据获取。解决方法是检索更多的灰色文献,包括会议文献、已注册的临床试验、将要完成或刚完成未发表的论文等作为信息补充。或从多种不同类型数据库中获取文献。

(3) 滞后性偏倚指研究结果与论文发表时间差。论文提交时需要再次检索,发现和弥补遗漏的信息,尽可能缩短研究结果与论文发表时间的差距。

(4) 语言偏倚指检索中只选择单一语种文献。避免使用不必要的限制条件,尤其是语种限制。或从文摘中获取不同语种的最新文献信息。

6.5.2 解决方法

检索偏倚暴露出信息的薄弱环节和信息缺口,可通过文献选择和调整文献阅读方法寻找解决办法。

(1) 文献阅读原则

① 通读:先阅读中文综述,再阅读英文综述。国外的医学综述多是杂志社邀请某一领域的权威专家撰写,更具可读性和参考价值。对于论著型文章,可以通过对题目和摘要的阅读,了解文章概况后决定是否精读。

② 精读:抓住论著的摘要、结果和讨论三大核心,从整体上把握文章主旨,在最短时

间内通过结果和讨论的阅读,获取作者的科研思路。对于被引频次高的文献,应当作为"重中之重"进行阅读,充分汲取其中的营养价值。

（2）文献选择标准

① 选择反映选题重大发展阶段或里程碑式的成果。特别是该选题国内外重要研究机构、著名研究人员、重要研究成果和创造性文献。

② 选择反映选题在理论和实践上的重大突破的文献。能从根本上对选题进行科学的阐述,可以明晰选题的大背景和前沿发展方向。

③ 选择结论成熟可靠、观点新颖被广泛接受的文献。不可靠的文献如被引用,会降低论文的科学价值;观点陈旧会使论文的信息量小,可读性低,无法引起读者的兴趣。尽量选用权威出版物刊登的文献。

④ 选择来自不同声音的文献。尽量涵盖不同学术观点,对研究问题有一个全面的视野和客观的认识。

6.6　知识技能：以有意义的方式组织信息

通过有意义的方式组织信息,能够提高信息的利用效率。具体方法如下。

（1）分类与归纳：将收集到的信息按照主题、变量、数据类型或研究方法进行分类。归纳相似或相关的信息,以便更容易识别模式和趋势。

（2）构建逻辑框架：根据研究问题的层次和复杂性,构建一个逻辑清晰的框架。框架可以是一个概念模型、流程图或大纲,用于指导信息的组织和呈现。可通过思维导图完成。

（3）顺序安排：按照信息的逻辑顺序进行排列,例如从背景介绍到方法描述,再到结果分析和讨论。对于复杂的分析或论证,可以使用因果关系、时间顺序或重要性顺序来组织。

（4）使用标题和子标题：为每个部分或章节设置明确的标题和子标题,快速了解内容的主题和结构。

（5）用图表和可视化工具：利用图表、表格、图形等可视化工具来呈现数据和信息,可以增强可读性和理解性。如选择适当的图表类型来展示数据和关系;使用交叉引用或链接来建立信息之间的关联或相互引用。

6.7　知识技能：对多渠道获取的观点进行综合

在对信息进行有意义的整理和组织后,接下来需对不同渠道获取的信息内容进行分析和综合。

(1)分析观点的共性和差异:仔细分析不同观点之间的共性和差异。找出它们之间的相似之处和分歧点,以便更全面地了解问题。

(2)评估观点的可靠性和有效性:对每个观点进行可靠性和有效性的评估。考虑其来源、研究方法、样本规模等因素,以确定其可信度和适用性。

(3)构建综合框架:根据分析结果,构建一个综合框架来整合不同观点。这个框架可以是一个模型、一个理论或一个综合性的结论。

(4)讨论和解释综合结果:在综合结果的基础上,进行深入讨论和解释。阐述不同观点之间的关联和相互影响以及它们对研究问题的贡献和局限性。

(5)考虑潜在偏见和局限性:在综合过程中,要意识到可能存在的潜在偏见和局限性。

6.8　知识技能：通过信息分析和演绎得出合理结论

通过信息分析和演绎得出合理结论涉及对收集到的信息进行深入剖析,运用逻辑推理,从而得出科学且有意义的结论。以下是一些关键的步骤和策略。

(1)描述性分析:了解数据的分布、特征和趋势。包括计算均值、中位数、众数等统计量,绘制图表如柱状图、折线图等,以直观地展示数据的特征。

(2)因果分析:在描述性分析的基础上,进一步进行因果分析。通过比较不同变量之间的关系,探讨可能存在的因果关系。

(3)演绎推理:演绎推理是从一般原则或假设出发,推导出特定结论的过程。通过演绎推理,可以从更广泛的角度理解研究结果,并将其与现有知识体系相联系。

(4)假设检验:通过假设检验,可以验证这些假设是否成立。

(5)结论的合理性评估:得出结论后,需要对其合理性进行评估。包括检查结论是否与研究问题、数据和分析方法相匹配,是否符合科学原理和现有知识,以及是否存在潜在的偏差或局限性。

(6)讨论与解释:对结论进行讨论和解释。包括阐述结论的意义、影响和应用价值,以及与现有研究或理论的联系和区别。同时,也要指出研究中存在的局限性、不足和未来可能的研究方向。

信息分析的方法有很多，以上列举的仅是最基本的分析方法。在分析过程中可借助分析工具，如 CiteSpace、VOSviewer 等可视化工具分析信息，获得更直观、生动的数据，助力课题的分析。

在探究式研究过程中，理解模糊性对研究过程的有益性也是非常重要的。科学研究往往涉及未知和不确定的领域，很多问题和现象难以用精确的语言或模型来描述。模糊性并不意味着研究的失败或无效，相反，它暗示着新的发现或创新的机会。研究者需要学会在模糊性中寻找线索和启示，通过不断尝试和探索来揭示事物的真相。

最后，在科学研究中研究者需要养成持久性、适应性和灵活性的品质。科学研究往往需要长时间的投入和持续的努力，尤其是在面对复杂或具有挑战性的问题时。研究者需要有足够的耐心和毅力，持续不断地进行实验、观察和分析。灵活性则要求研究者在遇到各种预料之外的情况和问题时，能够迅速调整研究计划和方法，完善自己的研究思路，以适应新的情况和需求，确保目标的实现。

第7章

对话式学术研究

"由于视角和理解各异,不同的学者、研究人员或专业人士团体会不断地带着新见解和新发现参与到持续的学术对话中。"《框架》将学术研究视为一种话语实践,强调学术研究过程中的对话、交流、合作、共享。

学术对话或学术交流方式有多种,可以发生在各种场合。非正式交流是指从未以任何形式公开正式出版或发表自己的学术成果、只在同行间进行的交流,被称为"看不见的大学"。辩论、演讲、研讨会、讲座、展示、阅读、写作都是非正式交流形式。对话实时、快速和灵活,但对话内容无法保存、不可再现。

牛津、剑桥大学"口头辩论"一直延续到 19 世纪。直到 20 世纪 60 年代,"口试"仍是牛津大学期末考试的强制内容。"研讨会"始于 18 世纪晚期哥廷根大学的一种教学方式,随即传播到世界各地。19 世纪可视作讲座、演讲的黄金时代。便利的交通工具扩展了演讲家们的空间,国际会议在 19 世纪晚期应运而生,并逐渐衍生出圆桌会议和海报展示,后者是 20 世纪 70 年代的创新。

自 17 世纪晚期开始,咖啡馆一直作为非正式交流的主要场所,到 20 世纪转移到酒吧、实验室、餐厅。1953 年,弗朗西斯·里克在老鹰酒吧宣布发现 DNA 双螺旋结构。1990 年,蒂姆·伯纳斯·李同样在当地酒吧宣布万维网的诞生。硅谷餐厅里的科技创新交流远比大学里的研讨会多得多。各种场合的非正式交流是正式交流的有益补充。

正式交流或论文式的学术研究(published scholarship)通过论文实现。与前者相比是一种相对缓慢的、单向的对话。这是由论文特性决定的。这种特性决定对话是非实时、可保存的。论文相互引用,意味着学术对话互动的加入。一篇论文被引频次越多,表明同行间的交流对话越频繁。

同行评议是一种特殊的对话方式。这种对话发生在专家与资质较低或专业程度较低的学者之间,是选择与被选择的关系,是决定能否进入相关领域学术话语圈的关键。

互联网时代,学术对话发生很大变化。对话交流不再受地域和时间的限制,对话的对象不再局限在同行之间。只要对交流的内容感兴趣,任何人都可以在网络上发表言论,都可以参与讨论和分享,获取有益的知识和观点。

另外,对话式学术研究还要注意各种选择性偏倚的存在。不能以自己的偏好和信仰选择文献和研究内容,要学会接纳来自不同方向的观点和声音,要学会辨认学科内的权威,积极进行跨学科的对话。要对自己的行为负责,明白只要参与对话就要担负相应的责任。

在学术研究过程中,刚进入职场参与对话学术交流的初学者因既定的权力和权威结构可能会影响参与对话的能力。快速熟悉领域内的证据来源、方法和话语模式,有助于初学者加入对话交流,获取学术话语权。而专家对于某个特定问题了解其可能包含多种相互竞争的观点,是持续对话的一部分。一个问题并没有唯一且无可争议的答案。专家们倾向于寻找多种视角,这些视角可能来自他们自己的学科或专业,也可能来自其他领域。

7.1 知识技能:在自己的信息产品中引用他人有贡献的成果

在自己的信息产品中引用他人有贡献的成果,本质上是一种学术对话,一种表达相互尊重的学术态度。

物理学家牛顿说过,我之所以看得更远是因为我站在巨人的肩膀上。任何的进步,无论科学、社会还是个人,都是建立在前人思想基础上、借鉴前人的理论和观点、利用前人的成果取得的。"站在巨人的肩膀上"能够让后来人在一个更高的起点上透过更远的目光、更宽广的视野看待世界,解决和处理问题。在对话中学习、继承、发扬和创新前人的智慧和经验,促进社会共同发展。

7.2 知识技能:在适当的层面为学术对话做出贡献,例如本地的网络社区、引导式讨论、本科生学术刊物、会议报告/海报环节

《框架》鼓励学术初学者,找出自己研究领域内正在进行的对话并积极参与。例如,参与或创建本地学术论坛或网络社区,与同行交流最新的研究成果和观点,分享个人的研究心得、方法或数据。积极参加学术会议,准备并发表会议报告,向与会者介绍自己的研究成果;设计并展示海报,以视觉方式呈现研究的主要内容和结论,与同行建立联系,探讨合作机会。努力撰写论文,向学术刊物投稿,以正式交流形式分享个人的研究成果或领域的最新进展。

专家们则积极参与学术研讨会、线上或线下课程中的引导讨论,确保讨论围绕核心议题展开;鼓励批判性思维;总结讨论的主要观点,提炼出共识和分歧,为后续研究提供方向。专家们积极担任编辑或审稿人,帮助提升学术刊物的质量和影响力。积极组织学

术写作工作坊,指导学术初学者提升学术写作和发表能力。

总的来说,为学术对话做出贡献需要学术专家和初学者共同参与、主动分享、促进学术领域的进步和发展。

7.3　知识技能：识别通过各种途径加入学术对话的障碍

学术对话的障碍由多种原因形成。学者个人自身因素、信息创建过程、传播过程中的障碍等。无论以何种途径建立学术对话,学者自身破除障碍是最基本的保证。学者个人的障碍常表现在初学者之间,具体如下。

（1）语言和表达障碍：学术对话通常使用专业术语和复杂的句式,对于初学者或非专业人士来说,理解起来可能较为困难。即使理解了学术内容,如果缺乏清晰的表达技巧,也难以有效地参与对话。

（2）知识和信息障碍：初学者们缺乏必要的基础知识,知识储备不足,将难以跟上对话的进度或提出有见地的观点。学术资源往往分散在不同的数据库、期刊或会议中,信息不能及时获取或信息滞后,都会阻碍学术对话进行。

（3）社交和文化障碍：学术圈子的封闭性、不同学术文化和社会背景差异都会影响参与者的对话体验。

（4）时间和资源障碍：学术会议、研讨会、期刊论文写作等需要大量时间和费用,尤其对刚入职的临床医生来说是个巨大的挑战。

（5）心理和情感障碍：担心自己的观点不够成熟或遭到批评以及学术对话的高标准和竞争环境导致焦虑和压力感。

（6）学术论文发表或项目课题评审过程中障碍：如何通过同行评议或选择信誉良好的期刊投稿。

为了克服这些障碍,需要学术初学者学习学术语言和表达技巧、加强信息素养学习,降低信息获取难度。同时,鼓励专家为初学者创造学术环境,支持学术领域的开放性和多元性,为初学者的参与提供必要的支持和帮助。

7.4　知识技能：理性评判他人在参与式信息环境中所做的贡献

参与式、互动式信息环境下每个人都是批评家、发言人。保持客观和公正的态度,避免主观臆断和偏见,避免因为个人喜好、偏见或利益冲突而影响评判结果。尊重他人的劳动成果,不轻易否定或贬低他人的贡献。根据评判结果给予他人适当的反馈和建议,有助于他人改进和完善自己的贡献,同时也能促进整个参与式信息环境的健康发展。

7.5 知识技能:鉴别特定文章、书籍和其他学术作品对学科知识所做的贡献

鉴别特定文章、书籍和其他学术作品对学科知识所做的贡献,是建立在对专业知识熟悉的基础之上,是一个严谨而复杂的过程。涉及对作品内容、研究方法、理论创新以及实践应用等多个方面的综合评估。

(1)深入理解作品的主题和内容:掌握其主要观点、论据和结论。关注作品所探讨的问题是否属于学科领域的前沿或热点,是否对该领域的研究现状和未来趋势进行深入剖析。

(2)分析作品的研究方法和数据来源:严谨的学术作品应该采用科学、合理的研究方法,并基于可靠的数据来源进行论证。通过查看作品的参考文献、实验设计、数据分析等部分,来评估其研究方法的严谨性和可靠性。

(3)关注作品的理论创新和实践应用:理论创新是衡量学术作品贡献的重要标准之一。主要通过查看作品是否提出了新的理论观点、模型或方法以及有无对现有理论的拓展和改进。关注作品是否将理论应用于实际问题的解决中以及其在实践中的可行性和有效性。

(4)考虑作品在学科领域内的影响和认可程度:通过查看作品的引用次数、被高水平期刊收录情况、获奖情况等指标来评估。了解同行专家对该作品的评价,全面地了解其在学科领域内的地位和影响。

特别注意,在更好地理解专业领域学术交流和对话大背景之前,不对某一具体学术作品的价值进行轻易判断和评价。

7.6 知识技能:对具体学科中特定主题的学术观点变化进行总结

对具体学科中特定主题的学术观点变化进行总结,需要系统地回顾和分析该主题在不同时间段内的研究成果和学术讨论。

（1）早期学术观点：描述早期研究焦点和主要观点、分析理论基础和研究方法、指出早期观点的局限性和争议点。

（2）中期学术观点的发展：分析新的研究方法、理论框架或数据来源如何影响观点的变化。讨论中期观点相对于早期观点的改进和拓展。

（3）近期学术观点的前沿动态：详细描述近年来研究热点和最新发现、分析新的技术、理论或方法如何推动学术观点的创新及在解决实际问题或推动学科发展方面的贡献。

最后，总结学术观点在不同阶段的主要变化特点，探讨这些变化背后的深层次原因，如技术进步、理论创新或社会需求等、分析学术观点变化对学科发展的影响和意义、预测未来可能的研究方向、讨论可能面临的挑战和机遇、提出建议或展望。

7.7　知识技能：明白指定的学术作品可能并不代表唯一的观点，甚至也不是多数人的观点

学术研究是一个多元化和动态的过程。在一个特定的学科或主题内，由于研究者的背景、方法、数据解读等方面的差异，存在多种不同的理论、方法和观点。任何一部学术作品都只是这个多元化学术生态中的一个组成部分，只反映作者个人的见解或某一学派的立场，并不一定代表整个领域的共识。

学术研究是一个不断发展和进步的过程，新的证据、理论和方法不断涌现，会对现有的观点产生挑战和修正。即使某些观点在某一时期内获得了广泛的认可和支持，也不能保证会永远占据主导地位。因此，不能简单地将任何一部学术作品视为该领域内的"标准答案"或"多数人的观点"。

某些指定的学术作品，只是当时学术情境下对话的产物。由专家为该领域内初学者指定阅读的期刊文献或专业图书，代表了权威的观点和认知。要明白，体制偏爱权威，认同权威的专业知识和学识。对话过程中"意见领袖"多发挥主导、指挥作用。初学者由于语言表达不流畅以及不熟悉学科流程，会削弱参与和深入对话的能力，缺少相应的学术话语权。

因此，在学术对话交流过程中，不能盲目崇拜专家或专家指定的权威，应学会理性、客观地看待问题。

第 8 章

基于 ACRL《高等教育信息素养框架》的
循证医学实践

循证医学(evidence-based medicine,EBM)即以证据为基础的临床医学。著名流行病学家 David Scakett 2000 年给出的定义是"有意识地、明确地、审慎地利用现有最好的研究证据制定关于个体患者的诊治方案。实施循证医学意味着医生要参酌最好的研究证据、临床经验和患者的意见进行临床决策"。2014 年,Gordon Guyatt 简化循证医学定义为:"临床实践需结合临床医生个人经验、患者意愿和来自系统化评价和合成的研究证据"。总之,循证医学实践需要临床医生在尊重患者个人意愿的前提下,将个人临床经验结合最佳证据诊治患者以获得最佳诊疗效果。

实践循证医学需遵循 5 个步骤:

① 有针对性地提出临床实践、卫生政策实施等面临的亟待解决的问题;

② 有计划地全面检索证据资源;

③ 系统地严格评价证据资源,找出最佳证据;

④ 有效地应用最佳证据指导实践;

⑤ 有序地评价实践结果,进一步提高证据质量。

循证医学证据是实施循证医学的基础和临床决策的依据,是循证医学的核心,贯穿循证医学实践的全过程。与生活和法律中的证据不同,加拿大学者认为循证医学中的证据"是最接近事实本身的一种信息,其形式取决于具体情况,高质量、方法恰当的研究结果是最佳证据"。我国学者提出"证据是经过系统评价后的信息"。简单说,证据是一种特殊的信息,是经过严格方法学设计和评价的信息。具有信息的基本属性,但又不同于一般意义上的信息。证据是经有计划的创建、经系统检索和权威评价、经规范化的格式报告撰写、在临床实践中传播交流。最终目的是解决医学研究和临床实践中的具体问题,并在临床实践中深化和拓展出新的问题,周而复始,螺旋上升,推动医学事业不断进步。

既然循证证据是一种特殊的信息,证据的特性、证据的创建、证据传播和交流、证据实践的 5 个具体步骤、对证据创建者和实施者在循证实践过程中要求的知识技能和行为方式,都在 ACRL《高等教育信息素养框架》中得到很好的对应和解答。循证医学证据和循证医学实践是《框架》的一个特殊案例(表 8.1)。

表 8.1 循证医学实践与《框架》阈值概念对应关系

循证医学实践	《框架》阈值概念
提出问题	探究式研究
检索证据资源	战略探索式检索
严格评价,找出最佳证据	权威的构建性与情境性
应用最佳证据	对话式学术研究
后效评价	信息的价值属性
循证医学证据创建的过程性	信息创建的过程性

8.1 循证医学证据创建的过程性——信息创建的过程性

任何类型的循证证据都是为了解决某个临床问题而创建的,并通过临床医生在对疾病的诊断治疗中、在探究病因的科学研究中实现证据的传播、交流和共享。医学研究问题的设计方法不同,循证证据类型也会不同。新的研究数据又会对原来的证据产生影响。

8.1.1 循证医学证据分类

(1) 根据研究方法分类

根据研究方法不同,可将循证证据分为原始研究证据和二次研究证据。

① 原始研究证据(primary research evidence)是指直接从研究对象中开展的有关病因、诊断、预防、治疗与预后的医学研究中获得的第一手数据,经数据处理、分析后得出的结果与结论。原始研究方法包括观察性研究和试验性研究两种。

观察性研究是指在自然状态下观察疾病发生、发展的过程。常用的设计方法有横断面研究、病例报告、病例系列分析、队列研究和病例对照研究。

试验性研究是给受试对象施加一定的干预措施,从而使在自然状态下不易暴露出来的现象显示出来的临床研究方法。其设计方法有随机对照试验、非随机对照试验、交叉对照试验、前后对照试验等。随机对照试验(randomized controlled trail, RCT)是采用随机分配的方法,将合格的研究对象分别分配到试验组和对照组,然后接受相应的试验措施,在一致的条件下或环境中,同步进行研究和观察试验的效应,并用客观的效应指标对试验结果进行科学的衡量和评价。

② 二次研究证据(secondary research evidence)是对所有原始研究证据进行严格数

据处理后获得的证据。常见的有系统评价、Meta 分析、系统评价再评价、临床指南、卫生技术评估、临床决策分析和卫生政策研究。

系统评价（systematic review，SR），又称系统综述。是针对某一具体的临床问题系统全面地收集全世界所有已发表或未发表的临床研究，用制定的纳入和排除标准筛选出符合质量要求的文献，进行定量或定性合成，进而得出当前最佳结论的过程。并随着新的临床研究数据补充及时更新。系统评价可应用在医学各研究领域，如病因性研究评价、诊断性试验评价、治疗方法和效果评价、预后、不良反应、动物实验等评价研究。

Cochrane 系统评价是 Cochrane 协作网下属的系统评价小组成员在 Cochrane 协作网统一工作手册指导下，在评价小组编辑部指导和帮助下完成的系统评价。被收录在 Cochrane Library 数据库中。因其实施过程中有严格的质量控制措施，被公认为最高级别的证据之一。

Meta 分析（meta-analysis）指通过综合多个研究结果，提供一个量化的平均效果或联系，回答研究问题。最大的优点是增大样本量提高结论的把握度，解决研究结果的不一致性。Meta 分析可用作临床试验、诊断试验和治疗的定量的系统综述，是系统评价定量评价工具。

系统评价再评价（overviews of reviews，overviews）是基于系统评价的综合研究。

临床实践指南（clinical practice guideline）是依据临床实践和科学证据所做的指导临床医生处理患者各种疾患的指导性建议或推荐意见，是研究成果向临床实践转化的典型。

临床决策分析（clinical decision-making）是对国内外医学科研的最新进展和新方案不断评估后，选取最佳方案付诸实践，最大限度保障患者权益，减少失误，提高诊疗水平的过程。

卫生技术评估（health technology assessment）是指系统全面评价卫生技术使用过程中对患者、操作者和环境的安全性、有效性（功能、效果和生活质量）、经济性（成本-效果、成本-效益、成本-效用）和社会适应性或社会影响，为政策制定提供依据，提高卫生资源的利用质量和效率。

卫生政策研究包括循证卫生决策研究和知证决策工具。前者旨在指导政策的制定、执行、评估，厘清不同相关利益群体的影响及相互关系。并利用知证决策工具确保获得最佳可及的证据决策。

（2）根据临床研究问题分类

根据临床医学研究问题不同可将循证证据分为病因证据、诊断证据、治疗证据、危害证据和预后证据。各种临床研究问题证据均可来自原始研究证据和二次研究证据。不同的临床问题，研究设计方法不同（表 8.2）。

表 8.2　临床问题的证据分类及常用研究设计方法

临床问题	常用研究设计方法
病因	病例对照试验、队列研究、病例系列研究
诊断	现况研究、随机对照试验
治疗	随机对照试验、非随机对照实验、交叉试验
预后	队列研究、病例对照研究、随机对照试验
危害	随机对照试验、病例系列分析、病例对照研究、队列研究

（本表格转自《循证医学》,孙鑫、杨克虎主编）

8.1.2　循证证据产生过程

原始研究证据是二次研究证据数据分析评价选择的对象,而二次研究证据均基于原始研究证据经严格评价后获得。随着证据评价研究的深入和证据质量评级方法和工具的发展,越来越多的二次研究证据应用于循证医学实践过程。此处证据的创建通常指二次研究证据制作过程。

不同研究类型问题创建系统评价的过程基本类似,只是在针对研究对象的文献选择和评价过程略有差异。

（1）确定系统评价题目

将有关预防、诊断、预后、治疗、病因等临床实践中的需求信息转换成可回答的循证问题。

（2）制定系统评价研究方案和注册

评价方案主要包括题目、作者、背景、目的、方法、声明,是系统评价的操作指南。过程透明、清晰。

注册平台主要有两个：Cochrane 系统评价注册平台和 PROSPERO 注册平台。Cochrane 系统评价注册需与 Cochrane 系统评价小组联系,获得批准后方可注册。PROSPERO 是英国国家健康研究所下属的评价和传播中心,提供健康和社会关怀、福利、公共卫生、教育、犯罪、司法和国际发展方面的前瞻性注册 Meta 分析。注册的目的是避免重复并减少报告偏倚的概率,严把证据质量入口关。

（3）检索文献

系统评价要求尽可能全面系统地收集全世界所有与研究问题相关的研究结果。文献来源包括专题数据库、综合数据库、灰色文献、网络文献等。

（4）筛选文献

根据研究方案拟定的纳入和排除标准,对收集到的所有文献进行筛选,确定符合标准的文献。

（5）评价文献质量和偏倚风险

评估纳入系统评价的原始研究在设计、实施和分析过程中对研究结果的影响,防止或减少偏倚的产生。

（6）提取数据

从原始研究的全文或研究者提供的资料中提取相关数据。

（7）分析数据

对提取的数据进行定量或定性分析。

（8）解释结果和撰写报告

清晰陈述研究结果和明确研究结论并撰写规范的研究报告,严把循证证据质量出口关。

提供不同研究设计的规范报告可帮助患者、公众、医生、管理者和决策者理解研究目的,判断研究结果的可靠性、适用性和真实性。1996 年 CONSORT 工作小组制定发表了针对随机对照试验的医学研究报告规范。之后,针对观察性研究的 STROBE（加强流行病学中观察性研究报告质量）及其扩展版、系统评价的 PRISMA 及其扩展版等规范相继出版。

（9）更新系统评价

因临床实验、诊断方法及技术的不断改进,新的原始研究数据不断更新,会对原有的系统评价的统计数据产生影响。因此,系统评价应针对新的研究数据不定期更新。

8.1.3 小结

循证证据是经过严格评价的应用于临床实践或卫生政策制定的一种特殊的信息。在循证证据创建的过程中,无论是证据的使用者或证据的创建者都应明确:

（1）证据创建是一个系统的、动态的过程,随新的原始研究数据产生不断更新;

（2）研究问题不同,合成、分析数据的方法不同,会产生不同的证据形式;

（3）每一种证据都有其优势和局限性,需要对每一种证据进行可靠性、真实性和适用性评价,再决定证据应用;

（4）在选择证据时,需与自己的证据需求相匹配;

（5）临床医生既是证据的使用者又是证据的贡献者。既尽可能制作高质量的证据,又尽可能利用高质量证据解决临床和卫生政策问题。

8.2 提出临床问题——探究式研究

8.2.1 临床问题类型

医生对患者的诊治是一个不断提出问题、寻找方法、解决问题的过程。而获得的解决问题的答案反过来又会衍生出一系列新的问题或探究思路。这即是一个探究的过程。

临床问题的产生主要来自临床实践过程中对疾病的诊断、治疗、预后、病因、药物不良反应和疾病的预防，一切围绕临床实践中遇到的问题展开。病因问题的研究内容包括如何识别病因及危险因素、疾病的发病机制等。诊断问题是对疾病某项检查的准确性、可靠性、安全性和可接受性进行判断。治疗问题指干预措施的有效性、安全性和临床经济学评价。而预后问题则是对疾病进程和结局的预测及影响因素的研究。

8.2.2 临床问题构建方式

（1）一般性问题构建方式

一般性问题构建方式由"疾病或者疾病的某个方面"和"问题词根＋动词"构成。

"疾病或疾病的某个方面"可以理解为主题词表（MeSH）中的主题词或主题词与限定词的组配，如高血压、高血压的诊断方法、高血压的病因等。

问题词根＋动词构建方式中问题词根主要包括谁（who）、什么（what）、何时（when）、何处（where）、怎样（how）、为什么（why），即 5W1H，如头痛是一个动词，问题有谁头疼（患者的特征）、什么时候头痛、怎么个头痛、有没有发病诱因等。

（2）PICO 模式

构建一个复杂的具体的临床问题，国际上通常采用 PICO 模式，可将临床发现的问题转化为可以回答的循证问题，便于数据库检索（表 8.3）。

表 8.3　PICO 模式

PICO	含义	内容
P（population/participant/patient）	特定的人群、患者	患者的诊断和分类
I/E（intervention/exposure）	干预措施、暴露因素	治疗方法、暴露因素、诊断试验、预后因素
C（comparison/control）	对照组或另一种对比措施	安慰剂、金标准或其他治疗方法

（续表）

PICO	含义	内容
O（outcome）	结局	不同研究方法选择不同的指标，包括临床事件发生率、生存率、生存质量

（本表格转自《循证医学》李晓枫主编）

PICO 主要用于干预性研究。在构建病因、诊断、预后研究问题时会有一定差异。PICO 被 Cochrane 协作网认定为定量研究的最佳工具。

例如：2 型糖尿病患者中，GLP-1RA（胰高血糖素样肽-1 受体激动剂）联合其他药物是否会比单一服用 GLP-1RA 有更好的降糖效果？

P：2 型糖尿病患者；

I：GLP-1RA 联合用药；

C：GLP-1RA；

O：血糖降低。

构建好临床问题后，即可利用 PICO 模式进行有效的证据检索。

循证证据的应用又会引出一系列新的尚未解决的临床问题以及今后可能的研究方向。如在了解疾病的发病因素后，可以继续询问的问题包括如何预防？有哪些方法和手段？是否有证据？是否经过证据质量分级和推荐等。

8.2.3　小结

循证证据的使用者和贡献者应当明确：

（1）基于临床研究空白或存在争议的信息来制定研究问题；

（2）确立合适的构建问题的方式；

（3）重视问题发现和新调研方法学习过程中的求知欲；

（4）保持开放思想和批判态度；

（5）在收集和使用证据过程中要遵守道德和法律准则。

8.3　检索循证医学证据资源——战略探索式检索

8.3.1　循证医学证据资源"6S"分级模型

随着循证医学的诞生，随机对照试验、系统评价、Meta 分析等循证证据逐渐进入医生视野,证据资源种类和获取工具不断丰富。2009 年加拿大 Brain Haynes 等学者提出证据资源的"6S"金字塔模型,每个 S 代表一种资源类型。金字塔底座的原始单个研究是所有高级别证据的基础(图 8.1)。

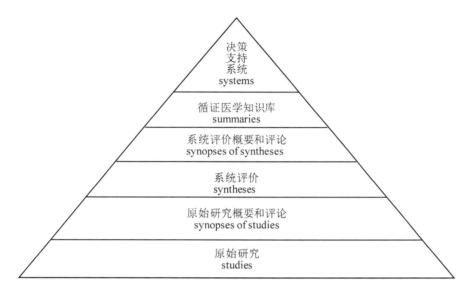

图 8.1　循证医学证据资源"6S"分级模型

(1)计算机决策支持系统(systems)

计算机决策支持系统是"6S"分级模型中最高级的证据资源。该系统通过患者电子病历将循证医学临床信息库和医院信息系统相连,自动推送与患者病情有关的循证医学证据信息,为临床医生诊断和治疗提供建议和决策。循证医学临床信息库储存有与临床问题所有相关和重要研究证据并及时更新。目前国内外尚未见理想的计算机决策支持系统。

(2)循证医学知识库(summaries)

循证医学知识库是循证医学证据和知识的集合,如循证医学教科书、基于循证证据制作的临床实践指南以及专家推荐意见等。这类产品特点是针对临床问题直接提供循证证据和证据等级,并定期更新。目前常用的资源有 UpToDate、Best Practice、DynaMed 等。

(3)系统评价概要和评论(synopses of syntheses)

系统评价概要和评论是对系统评价的简要概括和专家对此系统评价的评论。该类型证据资源主要以文摘形式呈现某临床问题的系统评价或 Meta 分析的研究结果,并附以专家的评论。专家的临床评论主要是对系统评价的方法学的质量和临床应用性所做的评价。该类型证据资源主要节省了临床医生的时间和精力,方便临床决策的选择和应用。目前资源主要是 ACP Journal Club。

ACP Journal Club（https：//www. acpjournals. org/）由美国内科医师学院（American College of Physicians)1992 年创建。选择对象主要来自 120 种内科学核心期刊中的病因、诊断、预防、治疗或经济管理的系统评价或 Meta 分析。每一个系统评价概要和评论都在一页内集中呈现,包括对原系统评价的简单介绍和专家所做的评论(图 8.2)。

图中显示的系统评价概要标题是"In type 2 diabetes，the effectiveness and side effects of GLP-1 RAs vary"(2 型糖尿病患者 GLP-1RA 不同治疗方法的有效性和副作用比较)。

原系统评价来自 Yao 等所写的"Comparative effectiveness of GLP－1 receptor agonists on glycaemic control，body weight，and lipid profile for type 2 diabetes：systematic review and network meta-analysis"(胰高血糖素样肽 1 受体激动剂对 2 型糖尿病患者血糖控制、体重和血脂状况有效性比较：系统评价和网状 Meta 分析)。

概要内容包括临床问题(question)、评价方法(review methods)、纳入研究(included studies)、基金来源(funding)和研究结果(results)5 个部分。最后是来自爱尔兰一所医院的 Clare O'Brien 和 Sean F. Dinneen 两位专家的评论。

（4）系统评价/Meta 分析(syntheses)

系统评价或 Meta 分析分散在多种数据库或期刊中。Cochrane Library—CDSR(Cochrane database of systematic reviews)是专门收集由 Cochrane 小组制作的系统评价的数据库。循证医学系列期刊收集相关学科的循证医学证据,如 Evidence-based Nursing，Evidence-based Mental Health，Evidence-based Health Care，Evidence-based Cardiovascular Medicine， Evidence-based Dentistry， Evidence-based Obstetrics and Gynaecology，Evidence-based Oncology,《中国循证医学杂志》等。其他有专业数据库、综合数据库等(见原始研究证据资源介绍)。

（5）原始研究概要和评论(synopses of studies)

原始研究概要和评论与系统评价概要和评论的编辑体例相同,只是对单个原始研究的总结和专家的临床评论。主要证据资源是 ACP Journal Club(图 8.3)。

（6）原始研究(studies)

原始研究处于金字塔最低端,是级别最低的证据资源。Cochrane Library—CENTRAL(Cochrane Central Register of Controlled Trials）是专门收集已注册在 Cochrane 协作网的临床试验的数据库。

系统评价/Meta 分析和原始研究两种证据资源都广泛散在于各种专业数据库(Pubmed、中国生物医学文献数据库、Cochrane library)、综合数据库(Web of Science、Scopus、中国知网、万方、维普)、循证医学系列期刊以及开设循证医学专栏的期刊中。

THERAPEUTICS | REVIEW

CLINICAL IMPACT RATINGS
GM ★★★★☆☆　En ★★★★★☆

In type 2 diabetes, the effectiveness and side effects of GLP-1 RAs vary

Yao H, Zhang A, Li D, et al. **Comparative effectiveness of GLP-1 receptor agonists on glycaemic control, body weight, and lipid profile for type 2 diabetes: systematic review and network meta-analysis.** BMJ. 2024;384:e076410.

Question: In patients with type 2 diabetes mellitus (T2DM), what are the efficacy and safety of glucagon-like peptide 1 receptor agonists (GLP-1 RAs)?

Review methods: Searched multiple databases to Aug 2023 for English-language randomized controlled trials (RCTs) that compared GLP-1 RAs (monotherapy or added to other hypoglycemic treatments) with another GLP-1 RA or placebo in patients aged 18 to 65 years with T2DM and had ≥12 weeks of follow-up. Trials with crossover designs, noninferiority trials comparing GLP-1 RAs without a placebo group, and trials using withdrawn GLP-1 RAs were excluded.

Included studies: 76 RCTs (n = 39 246; mean age 57 y; 54% men), assessing 15 GLP-1 RAs and ranging in size from 29 to 1878 patients, met inclusion criteria. Risk of bias was low for randomization process (68 RCTs), deviation from intended interventions (66 RCTs), and missing outcome data (67 RCTs).

Funding: National Natural Science Foundation of China; Fundamental Research Funds for the Central Universities; Beijing University of Chinese Medicine High-level Talent Start-up Research Project.

Results: Network meta-analysis of GLP-1 RAs vs. placebo in patients with T2DM*

GLP-1 RAs	Mean difference (95% CI) at 12 to 78 wk		Odds ratio (CI) at 12 to 78 wk	
	HbA$_{1c}$, %†	Body weight, kg‡	Discontinuation§	Nausea‖
Tirzepatide	-2.1 (-2.5 to -1.7)	-8.5 (-9.7 to -7.3)	2.3 (1.3 to 4.1)	3.6 (2.3 to 5.7)
Mazdutide	-2.1 (-3.1 to -1.1)	-2.3 (-5.0 to 0.5)	1.4 (0.1 to 22.0)	2.6 (0.4 to 17.9)
Cagrilintide–semaglutide	-1.8 (-2.9 to -0.7)	-14.0 (-17.1 to -11.0)	0.8 (0.03 to 26.6)	8.2 (2.0 to 34.6)
Orforglipron	-1.5 (-2.1 to -0.9)	-4.9 (-6.9 to -2.8)	1.8 (0.6 to 5.4)	7.5 (3.2 to 17.6)
Semaglutide	-1.4 (-1.7 to -1.1)	-3.1 (-4.0 to -2.3)	2.6 (1.6 to 4.4)	3.9 (2.8 to 5.4)
Retatrutide	-1.3 (-2.0 to -0.7)	-7.9 (-10.0 to -5.8)	2.6 (0.7 to 10.0)	2.9 (1.3 to 6.6)

Bottom line: In patients with T2DM, the effectiveness and side effects of individual GLP-1 RAs vary.

GLP-1 RA = glucagon-like peptide 1 receptor agonist; HbA$_{1c}$ = glycated hemoglobin; PEG = polyethylene glycol; T2DM = type 2 diabetes mellitus; CI defined in Glossary.
*Of the 15 GLP-1 RAs, the 6 that reduced HbA$_{1c}$ by the largest amount compared with placebo are reported here. The 9 other included GLP-1 RAs were albiglutide, dulaglutide, efpeglenatide, exenatide, ITCA 650, liraglutide, lixisenatide, PEGylated exenatide, and PEG-loxenatide.
†All of the 9 GLP-1 RAs not reported here reduced HbA$_{1c}$ vs. placebo.
‡Of the 9 GLP-1 RAs not reported here, only liraglutide reduced body weight vs. placebo.
§Discontinuation due to adverse events. Of the 9 GLP-1 RAs not reported here, exenatide, liraglutide, and lixisenatide increased risk for discontinuation vs. placebo.
‖Of the 9 GLP-1 RAs not reported here, dulaglutide, efpeglenatide, exenatide, ITCA 650, liraglutide, lixisenatide, and PEGylated exenatide increased risk for nausea vs. placebo.

Commentary: The incretin effect, whereby ingested glucose leads to a greater insulin secretory response than isoglycemic administration of IV glucose, was first recognized 60 years ago (1). Gut peptides were identified as the most likely mediators of this effect. In the past 20 years, studies have shown that several gut peptides and their analogues not only help lower glucose in patients with T2DM but also have beneficial effects on appetite and satiety, leading to weight reduction (2). This has resulted in a plethora of new drugs being marketed for management of T2DM. Major advantages of these drugs (vs. insulin) include glucose-sensitive insulin secretion leading to glucose lowering without increased risk for hypoglycemia, once-weekly administration for many agents, and weight loss (vs. weight gain with insulin). It has become difficult for clinicians to keep up with the many new agents and vast literature in this area.

The systematic review and network meta-analysis by Yao and colleagues provide a detailed summary of the beneficial and harmful effects of the 15 GLP-1 RAs available globally as of August 2023. The ranking of agents based on their relative glucose-lowering effects, effects on weight, and association with (mainly gastrointestinal) side effects is helpful to clinicians and suggests which drugs are likely to dominate the market in the next few years. The willingness of patients to tolerate unpleasant side effects for degrees of weight loss not previously seen with pharmacotherapy is evident from the relative ranking of cagrilintide-semaglutide (marketed as CagriSema [NovoNordisk]) for efficacy and toxicity. CagriSema was ranked at the top for weight loss (with a mean reduction of 14 kg vs. placebo) and in the top 3 for glucose-lowering effect. Despite also ranking in the top 3 for causing diarrhea, nausea, and vomiting, the drug was the least likely to be discontinued by patients, outperforming semaglutide and tirzepatide.

The meta-analysis did not rank agents' effects on major adverse cardiovascular events, but trials with these end points take longer to report and should be underway based on requirements of the U.S. Food and Drug Administration. Cost and cost-effectiveness are also missing from the review and are important determinants of whether a drug gets to market in some health economies. Nevertheless, the increase in choice of incretin-related compounds augurs well for patients with T2DM and may see an offsetting of the current global shortage of drugs like semaglutide as persons with obesity compete for a limited supply of drugs.

Clare O'Brien, MB
Sean F. Dinneen, MD
Centre for Diabetes, Endocrinology and Metabolism
Galway University Hospitals
Galway, Ireland

Disclosures: The commentators have reported no disclosures of interest. Forms can be viewed at www.acponline.org/authors/icmje/ConflictOfInterestForms.do?msNum=J24-0028.

References

1. **Elrick H, Stimmer L, Hlad CJ Jr, et al.** Plasma insulin responses to oral and intravenous glucose administration. J Clin Endocrinol Metab. 1964;24:1076-1082.
2. **Nauck MA, Müller TD.** Incretin hormones and type 2 diabetes. Diabetologia. 2023;66:1780-1795.

This article was published at Annals.org on 7 May 2024. doi:10.7326/J24-0028

ACP Journal Club is editorially independent from *Annals of Internal Medicine*.

图 8.2　系统评价概要和评论

129

In patients with coma due to acute poisoning, withholding intubation improved clinical outcomes

Freund Y, Viglino D, Cachanado M, et al. **Effect of noninvasive airway management of comatose patients with acute poisoning: a randomized clinical trial.** JAMA. 2023;330:2267-2274.

Question: In patients with coma due to acute poisoning, does a conservative strategy of withholding intubation improve clinical outcomes more than usual care with the decision to intubate at the physician's discretion?

Design: Randomized controlled trial (RCT) (NICO [Non-invasive Airway Management of Comatose Poisoned Emergency Patients] trial).

Blinding: Treatment allocation concealed; unblinded.*

Setting: An intensive care unit (ICU) and 20 emergency departments (EDs) in France.

Patients: 237 patients aged ≥18 years (mean age, 33 y; 62% men; median Glasgow Coma Scale [GCS] score, 6) who were clinically suspected of acute poisoning and had a reduced level of consciousness (GCS score <9).

Key exclusions: immediate need for tracheal intubation, suspicion of cardiotropic drug poisoning, intoxication with a single reversible toxic substance (e.g., opioids and benzodiazepines), or pregnancy.

Interventions: Withholding of intubation unless criterion for emergency intubation (seizure, respiratory distress, vomiting, or shock) is met (conservative) ($n = 119$) or intubation at the discretion of the emergency physician (usual care) ($n = 118$) for the first 4 hours. After 4 hours, patients were managed according to usual care at the physician's discretion.

Funding: French Ministry of Health; Assistance Publique–Hôpitaux de Paris.

*See Glossary. Some information provided by authors.

Results: Conservative strategy of withholding intubation vs. usual care in patients with coma due to acute poisoning (modified intention-to-treat analysis)†

Outcomes	Wins‡		At 28 d	
	Conservative strategy	Usual care	Win ratio (95% CI)‡	
Primary composite outcome§	8166 (65%)	4404 (35%)	1.85 (1.33 to 2.58)	
	Event rates		RRR (CI)‖	NNT (CI)‖
In-hospital death	0%	0%	Not calculated	Not calculated
ICU admission	40%	66%	53% (30 to 71)	3 (3 to 6)
Mechanical ventilation	18%	60%	75% (56 to 86)	3 (2 to 3)
	Median values		Rate ratio (CI)	
Length of ICU stay, *h*	0	24.0	0.39 (0.24 to 0.66)	
Length of hospital stay, *h*	21.5	37.0	0.74 (0.53 to 1.03)	

Bottom line:
In patients with coma due to acute poisoning, a conservative strategy of withholding intubation improved clinical outcomes more than usual care with the decision to intubate at the physician's discretion.

ICU = intensive care unit; other abbreviations defined in Glossary. Primary outcome indicated by boldface.
†225 randomly assigned patients who did not withdraw due to unwillingness to participate in the trial and who did not have legal protection measures in place.
‡The win ratio is calculated by forming all possible pairs of 1 patient from each treatment group and dividing the number of pairs in which the patient in the conservative strategy group has a better outcome than the patient in the usual care group (i.e., a win in the conservative strategy group) by the number of pairs in which a patient in the usual care group has a better outcome than the patient in the conservative strategy group (i.e., a win in the usual care group).
§A hierarchical composite of in-hospital death, length of ICU stay, and length of hospital stay, truncated at 28 d.
‖RRR, NNT, and CI calculated from usual care group event rates and odds ratios in article.

Commentary: The adage "for a GCS of less than 8, intubate" is standard practice in caring for patients presenting to the ED with traumatic injuries. This axiom is now also applied to patients without trauma, including those with decreased mental status from a toxicologic cause. Thus, many patients with poisoning may be needlessly intubated every day.

The RCT by Freund and colleagues challenged the dogma that patients with poisoning and a low GCS score need intubation. The trial showed that a low GCS score, by itself, is not a reason to intubate patients and that many will do well with only close observation.

Although the authors should be commended for conducting an RCT of patients with poisoning, something rarely done, there are important limitations. Patients were excluded under the subjective end point of immediate need for intubation, and most were intoxicated with alcohol (67%), often combined with other toxins, limiting generalizability. The use of a win ratio may be confusing to some, given that this analytic is not commonly used. Nonetheless, the lower risk for adverse events associated with a strategy of withholding intubation, along with a reduction in ICU length of stay, are clearly desirable outcomes.

The results of this important trial should make acute care providers comfortable with a decision to not intubate many patients with poisoning solely because of a low GCS score. Although some patients may improve enough in the ED to be admitted to the hospital floor or an observation unit or even discharged, many may require close monitoring in an ICU or a step-down unit due to their diminished mental status. Even if real-world practice does not mirror the trial result of a 25% reduction in ICU admission rate (40% vs. 66%), fewer intubations should safely reduce ICU admission rates, ICU length of stay, and complications due to intubation.

Evan S. Schwarz, MD
University of California, Los Angeles
Los Angeles, California, USA

Disclosures: Disclosures can be viewed at www.acponline.org/authors/icmje/ConflictOfInterestForms.do?msNum=J24-0011.

图 8.3 原始研究概要和评论

　　除此之外,获取循证医学证据资源还可利用网站一站式检索。目前常用的有 Trip (https://www.tripdatabase.com/)网站。Trip(Turning Research Into Practice)医学数据库于 1997 年创建,能够快速、一站式检索系统评价、原始研究、临床指南等高质量的临床研究证据(图 8.4)。

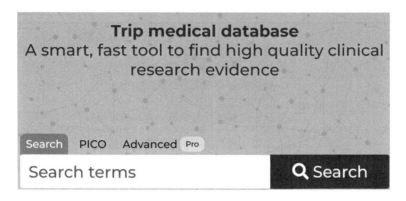

图 8.4　Trip 主页

8.3.2　循证医学证据资源检索

（1）检索步骤

① 明确临床问题和问题类型：可利用 PICO 模式构建临床问题。

② 选择合适的数据库：最佳的顺序是从金字塔最顶端的最高级证据资源计算机决策支持系统开始，逐级向下寻找。一旦获得，可停止寻找。注意不能只选择单一数据库检索。

③ 制定检索策略：选择正确的关键词，注意自然语言和受控语言的使用。选择相应的限定条件。

④ 判断检索结果：根据检索目的和检索需求选择结果。注意证据的可靠性和真实性。

⑤ 证据应用和管理：结合医生的自身经验和技能以及患者的意愿综合选择证据。

（2）检索策略评价

对证据检索过程中检索问题构建、检索词选择和检索式构建可采用 PRESS 进行评价。

PRESS(Peer Review of Electronic Search Strategies)是 2015 年制定的检索系统评价、卫生技术评估和其他证据的循证指南说明书，包括循证证据检索策略清单（evidence-based checklist）、图书馆员实施建议（recommendations for librarian practice）和指南应用策略（implementation strategies）3 部分。其中循证证据检索策略清单以结构式形式呈现，适用系统评价的检索策略评价。该检索策略清单通过一系列问题的应答发现检索中存在的错误，指导检索策略制定，提高检索效果，增强系统评价和卫生技术评估证据的总体质量（表 8.4）。

表 8.4　PRESS 2015 指南：循证证据检索策略清单

研究问题转化	1	检索策略是否与研究问题/PICO 匹配？
	2	检索概念是否清晰？
	3	PICO 包括概念是否太多或太少？
	4	检索概念是否太宽泛或太狭窄？
	5	检索结果是否太多或太少？
	6	是否能够解释复杂或非常规检索策略？
布尔逻辑算符和邻近算符的应用（与各数据库规定的检索语法有关）	1	是否正确使用布尔逻辑算符和邻近算符？
	2	使用带括号的嵌套对于检索是否合适且有效？
	3	如果使用 NOT 逻辑算符，是否排除未预料的文献？
	4	使用邻近算符或词组检索能否提高准确率？
	5	邻近算符的宽度是否合适？
受控语言使用（特定数据库）	1	选择的主题词是否相关？
	2	是否漏检任何相关的主题词？（例如以前使用的主题词）
	3	主题词范围是否太宽或太窄？
	4	主题词是否有必要进行扩展检索？抑或相反？
	5	是否使用主要主题词检索？如果用，是否有充分的理由？
	6	副主题词/限定词是否遗漏？
	7	副主题词/限定词与主题词匹配吗？
	8	副主题词/限定词是否相关且使用得当？
	9	是否选择每个概念的相关主题词和文本词联合检索？
文本词使用（自由词）	1	是否考虑文本词的所有拼写变体？
	2	是否考虑文本词的所有同义词或反义词？
	3	是否正确使用截词检索？
	4	截词词干选择是否太宽或太窄？
	5	简写或缩写是否合适？是否检索到无关材料？是否包括全写？
	6	关键词是否特定还是太宽泛？使用太少还是太多？是否使用禁用词？
	7	是否有合适的限定字段（tw）选择？
	8	是否将任何长字符串拆分为几个较短的搜索语句？
拼写、语法和检索行组合错误	1	是否有拼写错误？
	2	是否有语法错误？
	3	是否有检索行组合错误？
限定和过滤条件选择	1	是否选择合适的限定或过滤条件？是否与研究问题相关？
	2	选择的限定或过滤条件是否与数据库相关？
	3	是否遗漏有潜在帮助的限定或过滤条件？是否太宽或太窄？是否可以任意添加或删除？
	4	过滤条件检索的资源是否被引用？

8.3.3　小结

循证证据的检索与一般学术问题检索一样，证据资源检索者应当明确：

（1）确认自己的临床评价问题和证据需求；

（2）确认关于某一临床问题的证据制作方，如学者、组织（如 Cochrane 评价小组）、政府、企业（如药厂），并决定如何去获取；

（3）根据自己的证据需求制定检索策略，选择相匹配的证据资源（"6S"金字塔模型）；

（4）理解证据资源系统的组织方式；

（5）运用发散和收敛思维，选择完整的、最合适的检索词和最佳证据资源；

（6）受控语言和自然语言相互补充；

（7）根据检索结果设计和改进需求与检索策略；

（8）管理检索过程和结果；

（9）必要时寻求图书馆员、专家的指导。

8.4　严格评价证据——权威的构建性与情境性

8.4.1　证据权威性构建与情境性

循证医学的核心是最佳的临床证据。据统计，每年发表的 RCT 有 27 000 多个，系统评价有 4 000 个。还有数量庞大的观察性研究、动物研究、体外研究、理论研究等。如何判断证据的质量，并选择进入临床实践？对证据进行严格评价，制定证据质量分级和推荐强度标准是证据权威性构建过程，也体现出了权威的情境性。

证据的权威性构建包括 2 个方面。一个是对证据的评价，另一个是对证据进行质量分级与推荐。前者是对获取的证据能否应用于临床实践的评价。重点考虑证据的真实性、重要性和临床适用性 3 个方面。证据真实性是证据结论与研究对象的真实情况符合的程度，即证据研究设计是否科学严谨、研究方法是否合理、统计分析是否正确、结论是否可靠等，回答的是证据是否可靠的问题。证据真实性是临床适用性的基础。证据重要性是指证据是否具有临床应用价值。临床适用性是指研究结果在目标人群以及日常临床实践中能够重复再现的程度，或者研究过程及其预后与临床实践的相似程度，是决定证据能否应用于临床实践的关键。每一种临床研究问题（病因、诊断、质量、预后危害）对证据真实性、重要性和适用性判断标准因研究内容不同而存在差异，需区别对待和选择。这也是权威证据评价和临床实践应用具有一定的情境性的体现。

证据质量分级和推荐强度强调的是对每一种证据的质量评价以及是否应用于临床的意见推荐。这也是循证医学最鲜明的特点。证据质量指对观测值的真实性有多大的把握度；推荐强度指使用者遵守推荐意见对目标人群产生的利弊程度有多大把握。

证据质量分级与推荐经历 3 个阶段的发展。第一阶段是以随机对照试验为最高级别证据。认为至少一项设计良好的随机对照试验被认定为最高质量证据。第二阶段是以系统综述/Meta 分析为最高级别证据。主要代表是 2001 年美国纽约州立大学南部医学中心推出的证据金字塔。体外研究、动物研究和理论研究处于金字塔的下层，都是较低级别的证据。病例报告、病例系列分析、病例对照研究、队列研究和随机对照研究处于金字塔的中间位置。最顶端则是系统评价/Meta 分析。证据金字塔适合对证据级别的早期判断，有使用的局限性。第三阶段是 2004 年正式颁布的证据质量和推荐强度分级（grading recommendations assessment，development and evaluation，GRADE）系统，2011 年更新。GRADE 由国际指南制定小组制定，目前已被包括 WHO 和 Cochrane 协作网在内的 100 多个国际组织、协会采纳。GRADE 明确界定了证据质量和推荐强度，全过程公开透明。证据质量分级和推荐是一个不断发展和持续改进的过程。

8.4.2　小结

不同的证据适用不同的临床问题和临床环境。证据使用者在证据权威构建过程中应该明确以下几点。

（1）基于证据需求和使用情境，明确证据的评价原则和 GRADE 使用方法；

（2）使用研究工具和权威指标来判定证据的可信度；

（3）证据选择和实践需考虑患者价值观和临床应用场景。

8.5　应用最佳证据指导临床实践——对话式学术研究

8.5.1　证据规范

将循证最佳证据用于指导临床实践是一个学术对话的过程，主要体现在医学研究报告规范制定和应用。医学研究报告规范是医疗健康研究者在撰写论文时使用的简明扼要的结构化工具，包括特定的清单、流程图和结构化文本。

1987 年由加拿大著名流行病学家 Brain Haynes 倡议，AD HOC 医学文献临床评价工作组制定的"临床医学论文结构式文摘提议（A Proposal for More Informative Abstracts of Clinical Articles）"公布并在几个著名期刊上应用。因其各部分内容简单明了，信息质量集中，可有选择地阅读，能够极大节省时间，受到医学专家、学者的认可和支持。

结构式文摘目前广泛应用于医学期刊论文摘要的撰写，主要包括目的、方法、结果和结论 4 部分内容，部分名称会随研究内容有所改动（图 8.5）。结构式文摘是研究性论文

IMRAD 结构的迁移应用。IMRAD 格式由 Introduction、Methods、Results 和 Discussion 4 个元素组成，是研究性论文格式长时间发展的结果。研究证明，与传统文摘相比，结构式文摘能够提供高质量文献信息，提高文摘质量。结构式文摘的推广和普及体现了医学研究报告规范的优势和发展趋势。

Structured abstracts: do they improve the quality of information in abstracts?

Sharma S, Harrison JE.

Am J Orthod Dentofacial Orthop. 2006 Oct;130(4):523-30. doi: 10.1016/j.ajodo.2005.10.023.

Abstract

Introduction: This retrospective observational study was designed to assess the impact on quality of changing from unstructured to structured abstract format. Six dental journals, 3 that adopted structured abstracts and 3 with unstructured abstracts, were used.

Methods: One hundred abstracts from original articles, published between January 1995 and December 1998, were selected from each journal. A 29-question checklist was developed and used to assess the quality of the information in the abstracts.

Results: The mean score for abstracts published in all journal was 53.9% (SD 11.5; 95% CI 52.8%, 54.8%). There was no statistically significant difference between the scores of the first 50 abstracts and the second 50 abstracts from any journals with unstructured abstracts (P = .19-.80). The mean score of the second 50 abstracts from journals that adopted the structured abstract format was significantly higher than scores from journals with unchanged formats (P < or =.001).

Conclusions: Structured abstracts provide higher-quality information. Journal editors should be encouraged to use a structured abstract format.

图 8.5　结构式文摘

1996 年针对随机对照试验的第一版研究报告规范 CONSORT 发布。2008 年 EQUATOR（enhancing the quality and transparency of health research）协作网成立。主要任务是协助制定、传播、实施研究报告规范，积极建立国家分中心，推动医学研究报告规范在全球应用，提高医学研究的质量和传播效率。

迄今为止，EQUATOR 协作网已收录 400 多个报告规范。2017 年我国主导制定的《中药复方临床随机对照试验报告规范》发布。表 8.5 列出了几个重要的医学研究报告规范的研究类型和对应的规范名称。

表 8.5　不同医学研究报告规范

研究类型	报告规范
随机对照试验	CONSORT 及其扩展版
观测性研究	STROBE 及其扩展版
病例报告	CARE 及其扩展版
定性研究	SRQR、COREQ

（续表）

研究类型	报告规范
诊断/预后研究	STARD、TRIPOD
质量提升研究	SQUIRE
经济学研究	CHEERS
动物研究	ARRIVE
研究计划书	SPIRIT、PRISMA-P
系统综述/Meta 分析	PRISMA 及其扩展版、MOOSE
临床实践指南	RIGHT

　　2009 年开始使用的 PRISMA(Preferred Reporting Items for Systematic reviews and Meta-Analyses)是系统评价和 Meta 分析的研究报告规范,得到国际组织的认可和近 200 种期刊的采纳。PRISMA 规范包括 7 个部分,分别是题目、摘要(结构式摘要)、背景、方法、结果、讨论和资金支持,内含 27 个小条目,是 7 个部分的详细内容展开。PRISMA 还规定了系统评价/Meta 分析制作中文献收集流程图格式(图 8.6)。2020 年新版 PRISMA 发布。

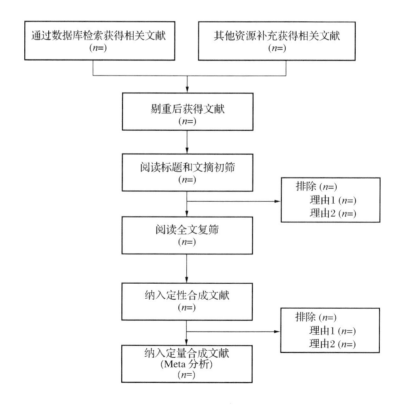

图 8.6　PRISMA 文献流程图

8.5.2　小结

医学研究报告规范是循证医学证据传播的主要途径,是对话式学术研究的重要工具。学术研究者应当明确:

(1)在自己报告规范中应引用他人有贡献的成果;

(2)在适当的层面为学术对话做出贡献,积极参与各种医学研究报告规范的撰写,并通过正式或非正式信息交流方式展示;

(3)将自己视为学术的贡献者而不仅仅是消费者;

(4)明白学术对话发生在各种场合;

(5)明白只要参与对话就要担负相应的责任。

8.6　后效评价与经验总结——信息的价值属性

证据即是一种特殊的信息,自然具有信息的价值属性。后效评价是根据证据实施后的效果来检验临床决策是否正确、对临床实践的影响,在临床实践中发现问题,不断完善和调整,提高患者对证据的认识和理解,提高诊疗效果。循证医学实践不但要重视临床证据选择和评价,同时要结合医生的经验和技能,充分考虑患者的特点,尊重患者的价值观。

证据使用者应当明确以下几点。

(1)尊重患者的价值观是临床决策支持的重要因素之一;

(2)恰当地注明出处和引用,表达对他人原创观点的尊重;

(3)认识到获取或缺乏获取证据资源的问题;

(4)判断证据发布的途径和方式。

高等教育信息素养框架

Framework for Information Literacy for Higher Education

（ACRL 授权翻译发布）

清华大学图书馆翻译

翻　译：韩丽风、王　茜、李　津、管翠中、郭兰芳、王　媛
审　核：邓景康、林　佳

二〇一五年五月

译者注：该框架英文版于 2015 年 2 月 5 日由 ACRL 理事会批准通过；中文版可从 ACRL 网站或清华大学图书馆网站下载获取。因水平有限，时间仓促，错误不当之处在所难免，欢迎读者批评指正。联系方式：hanlf@lib. tsinghua. edu. cn

引 言

　　《高等教育信息素养框架》(以下简称《框架》)的制定出于这样一个信念,即只有通过一套更丰富、更复杂的核心理念,信息素养作为一项教育改革运动的潜力才能得以充分实现。《高等教育信息素养能力标准》[1]发布十五年来,学术图书馆员及其高等教育机构的合作伙伴们开发了相应的学习成果、工具和资源,并且一些高校已经利用它们将信息素养的概念和技能注入到了教学大纲中。然而,高等教育环境瞬息万变,我们赖以工作和生活的信息生态系统也呈现出活跃而无定性的特点,这些都需要我们再次把注意力聚焦到这一生态系统的基本理念之上。学生在创造新知识,认识信息世界的轮廓和动态,以及合理使用信息、数据和学术成果方面有着更重要的作用和义务。教师在设计旨在加强信息及学术成果的核心概念与本学科相融合的课程及作业方面肩负更大的职责。图书馆员则在识别自己知识领域内可以拓展学生学习的核心理念,创设紧密结合的信息素养新课程,以及与教师开展更广泛的合作方面担负着更大的责任。

　　《框架》特意使用了"框架"(framework)一词,因为它是基于一个互相关联的核心概念的集合,可供灵活选择实施,而不是一套标准,或者一些学习成果或既定技能的列举。本框架的核心是一些概念性认识,它们将许多信息、研究和学术方面的相关概念和理念融汇成一个连贯的整体。这些概念性认识是由 Wiggins 和 McTighe 提出的[2],其关注点是制定课程计划中的基本概念和问题,以及"阈概念"(*threshold concepts*)[3]。阈概念是指那些在任何学科领域中,为增强理解、思考以及实践方式起通道或门户作用的理念。《框架》借鉴了正在进行的、已鉴定出一些信息素养阈概念[4]的德尔菲研究,但以创新的思路及突出"阈概念"的方式得以制定。《框架》还增加了两个元素:知识技能(*knowledge practices*)和行为方式(*dispositions*),阐明了与这些概念相关的重要学习目标。"知识技能"[5]体现了学习者增强对信息素养概念理解的方式;"行为方式"[6]描述了处理对待学习的情感、态度或评价维度的方式。本框架(Framework)按六个框架要素(frame)编排,每一个要素都包括一个信息素养的核心概念、一组知识技能,以及一组行为方式。代表这些要素的六个概念按其英文字母顺序排列如下:

1. 权威的构建性与情境性(Authority Is Constructed and Contextual)

2. 信息创建的过程性(Information Creation as a Process)

3. 信息的价值属性(Information Has Value)

4. 探究式研究(Research as Inquiry)

5. 对话式学术研究(Scholarship as Conversation)

6. 战略探索式检索(Searching as Strategic Exploration)

无论是支撑每个概念的知识技能还是行为方式，都不是用来规定各具体机构使用本《框架》应该做什么；图书馆及其校园合作单位需要因地制宜来部署框架，包括设计学习成果。同样，所列内容也不是详尽无遗的。

此外，《框架》主要采纳了"元素养（metaliteracy）"的概念[7]。元素养是指学生作为信息消费者和创造者成功参与合作性领域[8]所需的一组全面的综合能力，它为我们开启了信息素养的全新愿景。元素养要求从行为上、情感上、认知上以及元认知上参与到信息生态系统中。本《框架》基于元素养这一核心理念，特别强调元认知[9]，或叫做批判式反省（critical self-reflection），因为这对于在快速变化的生态系统中变得更加自主至关重要。

《框架》设想信息素养将延伸学生学业中的学习范围，并与其他学术和社会学习目标相融合，所以这里给出的是信息素养的扩展定义，以强调动态性、灵活性、个人成长和团体学习：

信息素养是指包括对信息的反思性发现，对信息如何产生和评价的理解，以及利用信息创造新知识并合理参与学习团体的一组综合能力。

本《框架》为图书馆员、教师和其他机构合作者在如下几方面开辟了新路径：重新设计培训指导、作业、课程甚至教学计划；将信息素养与学生成功的创新举措结合起来；在教学研究中协同合作，并使学生参与到教学研究中来；在学生学习、教与学的学问，以及当地学校或更大范围的学习评估等方面，开展更广泛的对话。

Notes

1. Association of College & Research Libraries, Information Literacy Competency Standards for Higher Education (Chicago, 2000).

2. Grant Wiggins and Jay McTighe. *Understanding by Design*. (Alexandria, VA: Association for Supervision and Curriculum Development, 2004).

3. 阈概念是一些核心的或者基础的概念，学习者一旦掌握这些概念，就可以创建新的视角，以及某学科或者挑战性知识领域的认识方法。这类概念会引起学习者内部的变化；没有它们，学习者无法在该知识领域获得专业知识。阈概念可以被认为是门户，即学习者必须通过它才能形成新的观点和更充分的认识。Jan H. F. Meyer, Ray Land, and Caroline Baillie. "Editors' Preface." In *Threshold Concepts and Transformational Learning*, edited by Jan H. F. Meyer, Ray Land, and Caroline Baillie, ix - xlii. (Rotterdam, Netherlands: Sense Publishers, 2010).

4. For information on this unpublished, in-progress Delphi Study on threshold concepts and information literacy, conducted by Lori Townsend, Amy Hofer, Silvia Lu, and Korey Brunetti, see http://www.ilthresholdconcepts.com/. Lori Townsend, Korey Brunetti, and Amy R. Hofer. "Threshold Concepts and Information Literacy." *portal: Libraries and the Academy* 11, no. 3 (2011): 853-69.

5. 知识技能是学习者理解了阈概念之后所具备的技能或能力。

6. 一般来说,行为方式是指以特定的方式行动或思考的倾向。具体地说,行为方式是偏好、态度和意图的统称,也指使偏好以某种特定方式实现的综合能力。Gavriel Salomon. "To Be or Not to Be（Mindful）." Paper presented at the American Educational Research Association Meetings, New Orleans, LA, 1994.

7. 元素养（Metaliteracy）扩展了传统信息技能的范畴（即确定、获取、定位、了解、生产和使用信息）,把参与式数字环境（协作,生产和共享）中的协作生产和信息共享包括了进来。这种方法需要不断适应新兴技术,还要理解作为生产者、合作者和分配者参与研究需要批判性思考和反思。Thomas P. Mackey and Trudi E. Jacobson. *Metaliteracy：Reinventing Information Literacy to Empower Learners*. (Chicago：Neal-Schuman, 2014).

8. Thomas P. Mackey and Trudi E. Jacobson. "Reframing Information Literacy as a Metaliteracy." *College and Research Libraries* 72, no. 1（2011）：62-78.

9. 元认知是对自己思考过程的认识和理解。它着重于人们如何学习和处理信息,同时考虑到个人对如何学习的认识。（Jennifer A. Livingston. "Metacognition：An Overview." Online paper, State University of New York at Buffalo, Graduate School of Education, 1997. http：//gse. buffalo. edu/fas/shuell/cep564/metacog. htm. ）

权威的构建性与情境性

信息资源反映了创建者的专业水平和可信度,人们基于信息需求和使用情境对其进行评估。权威性的构建取决于不同团体对不同类型权威的认可。权威性适应于一定的情境,因为信息需求有助于决定所需的权威水平。

专家知道,权威是一种在团体内被认可或可起作用的影响力。对于权威,专家是以一种有根据的怀疑态度,以及对新观点、不同声音和思想流派变化的开放态度来看待的。专家明白,对于不同权威所给出的信息有效性,需要判断,也需要承认偏袒某些权威现象的存在,尤其是涉及世界观、性别、性取向和文化导向时。明白了这一概念,初学者就会批判性地审视所有证据——不管这是一篇博客短文,还是一篇经同行评审的会议论文——并会就信息的来源、背景,及其对当前信息需求的适用性提出疑问。这样一来,初学者在尊重权威所代表的专家意见的同时,对产生权威的体系及权威所创建的信息持保留态度。专家知道如何寻求权威观点,但也承认,不起眼的观点在特定需求下,也可能成为权威。初学者可能依赖基本的权威指标,例如出版物类型或作者资质,而专家则认可思想流派和专业学科范式。

知识技能

提高个人信息素养能力的学习者应当：

- 明确权威的类型,例如,学科专业知识(如学术成就),社会地位(如公职或头衔),或特殊经历(如参与某个历史事件);
- 使用研究工具和权威指标来判定信息源的可信度,了解可能影响这种可信度的因素;
- 明白在很多学科领域,知名学者和著名出版物被视作权威,并被普遍作为标准。即便在这些情况下,一些学者仍将挑战这些信息源的权威性;
- 认识到权威的内容可以被正式或非正式地包装,并且其来源可能包括所有媒介类型;
- 确认自己正在一个特定的领域形成自己的权威观点,并清楚为此所需承担的责任,包括追求精确度和可靠性,尊重知识产权,以及参与团体实践;
- 理解由于权威人士积极互联,以及信息源随时间而不断发展,信息生态系统也在日益社会化。

行为方式

提高个人信息素养能力的学习者应当:
- 在遇到不同的甚至相互冲突的观点时,形成并保持开放的思维;
- 激励自己找到权威信息源,明白权威可以被授予或通过意想不到的方式表现出来;
- 逐步明白对内容做客观评估的重要性,评估时需持有批评精神,并对自己的偏见和世界观保持清醒认识;
- 质疑推崇权威的传统观念,并认可多元观点和世界观的价值;
- 意识到维持这些态度和行为需要经常进行自我评价。

信息创建的过程性

任何形式的信息都是为了传递某个消息而生成,并通过特定的传送方式实现共享。研究、创造、修改和传播信息的迭代过程不同,最终的信息产品也会有差异。

信息创造的过程可能导致产生一系列的信息形式和传送方式,所以专家在选择使用资源时往往会不拘泥于形式。每一个信息创造过程的优势和局限性,加上特定的信息需求,决定了信息产品将如何使用。专家认为在不同的使用背景下,如学术界或工作场所,信息产品的价值也各异。影响或反映信息创造的因素,例如出版前或出版后的编辑或审稿过程,可以作为衡量信息质量的指标。信息创造与传播的动态性,需要给予持续的关注,从而明白进展中的信息创造过程。认识了信息创造的本质,专家就会结合隐含的信息创造过程和最终的信息产品,批判性地评价信息的有用性。初学者开始认识到信息创造过程的意义后,就会在匹配信息需求与信息产品时做出更精准的选择。

知识技能

提高个人信息素养能力的学习者应当:
- 可以阐明不同创造过程所产生的信息的功能和局限性;
- 评估信息产品的创造过程与特定信息需求之间的匹配程度;
- 可以清楚说明,在一个特定学科中,信息创造与传播的传统和新兴的过程;
- 认识到可能因为包装形式不同,信息给人的感觉也会有异;
- 判断信息形式所隐含的是静态还是动态信息;
- 特别关注在不同背景下各类信息产品所被赋予的价值;
- 将对信息产品的优势和局限性的认识运用到新类型的信息产品中;
- 在自己创造信息的过程中形成一种认识,即自己的选择将影响该信息产品的使用目的及其所传达的消息。

行为方式

提高个人信息素养能力的学习者应当:
- 力图找出能体现所隐含创造过程的信息产品特性;
- 重视将信息需求与适当产品相匹配的过程;
- 承认信息的创造最初可能始于一系列不同形式或模式的交流;
- 承认以新兴格式或模式表达的信息所拥有潜在价值的模糊性;
- 抵制将信息形式等同于其所隐含的创造过程的倾向;
- 知道因不同目的而产生的不同信息传播方式可供利用。

信息的价值属性

信息拥有多方面的价值,它可以是商品、教育手段、影响方式以及谈判和认知世界的途径。法律和社会经济利益影响信息的产生和传播。

信息的价值在多种情况下都有体现,包括出版业、信息获取、个人信息的商业化和知识产权法。在"免费"信息和相关服务充斥中,通过引用规则或抄袭警告和版权法才让人们第一次有了知识产权概念的情况下,初学者可能很难理解信息的多元价值。作为信息的创造者和使用者,专家知道在参与学术团体时自己的权利和义务。专家也明白,在强大利益的驱使下,价值可能会被滥用,某些观点因此会遭到排斥。然而,价值可以被个人或机构为了引起变革所利用,也可以服务于公民、经济、社会或个人利益。专家也懂得,在面对何时服从、何时质疑与信息价值有关的当前法律和社会经济活动时,个人有责任做出深思熟虑的明智选择。

知识技能

提高个人信息素养能力的学习者应当:

- 恰当地注明出处和引用,表达对他人原创观点的尊重;
- 明白知识产权是法律和社会的共同产物,随着文化背景的不同而有差异;
- 可以清楚地说明版权、正当使用、开放获取和公共领域的用途及其显著特征;
- 明白在信息产生和传播系统中,一些个人或群体是如何以及为什么被忽视或排斥的;
- 认识到获取或缺乏获取信息源的问题;
- 判断信息发布的途径和方式;
- 明白个人信息商品化和在线互动如何影响个人获取到的信息,以及个人在线生成或传播的信息;
- 在线活动中,对个人隐私和个人信息商业化的问题保持高度清醒的认识,并做出明智选择。

行为方式

提高个人信息素养能力的学习者应当:

- 尊重他人的原创;
- 重视知识创造所需的技能、时间和努力;
- 将自身定位为信息市场的贡献者而非单纯的消费者;
- 注意审视自身的信息倾向性。

探究式研究

在任何领域,研究都永无止境,它依赖于越来越复杂的或新的问题的提出,而获得的答案反过来又会衍生出更多问题或探究思路。

专家将探究视为一个过程,在此过程中需要关注的是学科内或学科间开放的或未解决的难题或疑惑。专家认为,学科内的协作能够扩展同领域的知识。很多时候,这一过程会有争议点,围绕争议而开展的争论或对话能够加深对知识的探讨。探究的过程会超越学术界而延伸至社会大众领域,也可能会聚焦到个人、专业或社会需求。探究所涉及的范围很广,既有基于对知识基本概述的简单提问,也有更高水平的能力要求——包括提炼研究问题、利用更先进研究方法和探索更多元化的学科视角。初学者在该过程中可以获得探究的战略视角和更全面的调研方法。

知识实践

提高个人信息素养能力的学习者应当:
- 基于信息空白或针对已存在的、但可能存在争议的信息来制定研究问题;
- 确立合适的调研范围;
- 通过将复杂问题分解为简单问题、限定调研范围来处理复杂的研究;
- 根据需求、环境条件和探究类型使用多种研究方法;
- 密切关注收集到的信息,评估缺口或薄弱环节;
- 以有意义的方式组织信息;
- 对多渠道获取的观点进行综合;
- 通过信息分析和演绎得出合理结论。

行为方式

提高个人信息素养能力的学习者应当:
- 视研究为开放式探索和信息研究过程;
- 明白一个问题也许看起来很简单,但仍可能对研究有颠覆性和重要性;
- 重视问题发现和新调研方法学习过程中的求知欲;
- 保持开放思想和批判态度;
- 重视持久性、适应性和灵活性,明白模糊性对研究过程是有益的;
- 在信息收集和评估过程中寻求多维视角;
- 如有需要可寻求适当帮助;
- 在收集和使用信息过程中要遵守道德和法律准则;
- 展现学识上的虚心(例如:承认个人知识或经验的局限)。

对话式学术研究

由于视角和理解各异,不同的学者、研究人员或专业人士团体会不断地带着新见解和新发现参与到持续的学术对话中。

学术和专业领域的研究是一种话语实践,在此实践过程中观点的形成、争论、相互权衡要经历相当长一段时间。专家明白,为复杂问题寻找分散答案是错误的做法,一个问题在持续对话的过程中可能被赋予若干相互矛盾的观点,在此过程中信息的使用者和创造者会聚在一起互相讨论。专家也清楚,一些话题通过对话就会得到确定的答案,而有的问题则可能会得到多个无争议的答案。专家因此倾向于寻求更多的观点,而不仅限于他们所熟知的。这些观点可能属于自己的学科或专业领域,也可能属于其他领域。即使各层次的初学者和专家都可以参与到对话中,已有的权威结构也可能会影响他们各自的参与能力,并使某些观点和信息占有优势。对领域内所讨论话题的证据、方法和模式的熟悉有助于初学者更好地进入到对话中来。新型的学术和研究对话形式为广泛的个体发出声音提供了更多途径。为前期相关研究注明归属信息也是参与对话的一项义务,这有助于推进对话,并为归属者的观点增加力量。

知识技能

提高个人信息素养能力的学习者应当:

- 在自己的信息产品中引用他人有贡献的成果;
- 在适当的层面为学术对话做出贡献,比如本地的网络社区、引导式讨论、本科生学术刊物、会议报告/海报环节;
- 识别通过各种途径加入学术对话的障碍;
- 理性评判他人在参与式信息环境中所做的贡献;
- 鉴别特定文章、书籍和其他学术作品对学科知识所做的贡献;
- 对具体学科中特定主题的学术观点变化进行总结;
- 明白指定的学术作品可能并不代表唯一的观点,甚至也不是多数人的观点。

行为方式

提高个人信息素养能力的学习者应当:

- 清楚自己参与的是正在进行的学术对话,而不是已结束的对话;
- 找出自己研究领域内正在进行的对话;
- 将自己视为学术的贡献者而不仅仅是消费者;
- 明白学术对话发生在各种场合;
- 在更好地理解学术对话大背景之前,不对某一具体学术作品的价值进行判断;
- 明白只要参与对话就要担负相应的责任;
- 重视用户生成内容的价值,并评价他人的贡献;
- 明白体制偏爱权威,而由于语言表达不流畅以及不熟悉学科流程会削弱学习者参与和深入对话的能力。

战略探索式检索

信息检索往往是非线性并且迭代反复的,需要对广泛的信息源进行评估,并随着新认识的形成,灵活寻求其他途径。

检索行为往往始于某一问题,这个问题指导寻找所需信息的行为。检索过程包括查询、发现和偶然所得,需要识别可能相关的信息源,以及获取这些信息源的途径。专家认为信息检索是一种与情境相关的、复杂的经历,影响着检索者的认知、情感和社会层面,反之也受到这些因素影响。初学者可能检索到的是有限的资源,而专家则可以通过更广泛、深入的检索来确定项目领域内最合适的信息。同样,初学者往往很少使用检索策略,而专家依据信息需求的来源、范围和背景在多样化的检索策略中进行选择。

知识技能

提高个人信息素养能力的学习者应当:

- 确定满足信息需求任务的初步范围;
- 确认关于某一话题的信息产生方,如学者、组织、政府及企业,并决定如何去获取信息;
- 检索时运用发散(如头脑风暴)和收敛(如选择最佳信息源)思维;
- 选择与信息需求和检索策略相匹配的检索工具;
- 根据检索结果来设计和改进需求与检索策略;
- 理解信息系统(如已记载信息的收集)的组织方式,以便获取相关信息;
- 使用不同类型的检索语言(如控制词表,关键词,自然语言);
- 管理检索过程和结果。

行为方式

提高个人信息素养能力的学习者应当:

- 展现出思维的灵活性和创造性;
- 明白最初的检索尝试不一定可以得到充足的结果;
- 认识到各种信息源在内容和形式上有很大的不同,并且其相关性和价值也会因需求和检索性质的不同而差异很大;
- 寻求专家的指导,比如图书馆员、研究人员和专业人士;
- 明白浏览及其他偶然发现的信息收集方法的价值;
- 坚持面对检索的挑战,并知道在拥有足够的信息时结束任务。

Evaluating Information — Applying the CRAAP Test
Meriam Library 📖 California State University, Chico

When you search for information, you're going to find lots of it ... but is it good information? You will have to determine that for yourself, and the CRAAP Test can help. The CRAAP Test is a list of questions to help you evaluate the information you find. Different criteria will be more or less important depending on your situation or need.

Key: indicates criteria is for Web

Evaluation Criteria

Currency: *The timeliness of the information.*

- When was the information published or posted?
- Has the information been revised or updated?
- Does your topic require current information, or will older sources work as well?
- Are the links functional?

Relevance: *The importance of the information for your needs.*

- Does the information relate to your topic or answer your question?
- Who is the intended audience?
- Is the information at an appropriate level (i.e. not too elementary or advanced for your needs)?
- Have you looked at a variety of sources before determining this is one you will use?
- Would you be comfortable citing this source in your research paper?

Authority: *The source of the information.*

- Who is the author/publisher/source/sponsor?
- What are the author's credentials or organizational affiliations?
- Is the author qualified to write on the topic?
- Is there contact information, such as a publisher or email address?

■ Does the URL reveal anything about the author or source?

examples: .com .edu .gov .org .net

Accuracy: *The reliability, truthfulness and correctness of the content.*

- Where does the information come from?
- Is the information supported by evidence?
- Has the information been reviewed or refereed?
- Can you verify any of the information in another source or from personal knowledge?
- Does the language or tone seem unbiased and free of emotion?
- Are there spelling, grammar or typographical errors?

Purpose: *The reason the information exists.*

- What is the purpose of the information? Is it to inform, teach, sell, entertain or persuade?
- Do the authors/sponsors make their intentions or purpose clear?
- Is the information fact, opinion or propaganda?
- Does the point of view appear objective and impartial?
- Are there political, ideological, cultural, religious, institutional or personal biases?

参考文献

［1］Lauren M Y，Elizabeth G H. Framing health care instruction：an information literacy handbook for the health sciences［M］. London：Rowman & Littlefield，2019.

［2］Godbey S，Wainscott S，Goodman X. Disciplinary applications of information literacy threshold concepts［M］. Chicago：Association of college and research libraries，2017.

［3］Bravender Patricia M H，Schaub，Gayle. Teaching information literacy threshold concepts：lesson plans for librarians［M］. Chicago：Association of college and research libraries，2015.

［4］Burkhardt J M. Teaching information literacy reframed：50 + frameworkbased exercises for creating information-literate learners［M］. Chicago：NealSchuman，an imprint of the American Library Association，2016.

［5］Burkhardt J M，Macdonald M C，Rathemacher A J. Teaching Information Literacy：50standards-Based Exercises for College Students［M］. Chicago：American Library Association，2011.

［6］韩丽风,王茜,李津,等.高等教育信息素养框架［J］.大学图书馆学报,2015,33(6)：118-126.

［7］于良芝,王俊丽.从普适技能到嵌入实践——国外信息素养理论与实践回顾［J］.中国图书馆学报,2020,46(2)：38-55.

［8］郭强,王雨琦.美国石山学院基于《高等教育信息素养框架》的课程改革评介［J］.世界教育信息,2021,34(6)：49-56.

［9］Brennan E A，Ogawa R S，Thormodson K，et al. Introducing a health information literacy competencies map：connecting the Association of American Medical Colleges Core Entrustable Professional Activities and Accreditation Council for Graduate Medical Education Common Program Requirements to the Association of College & Research Libraries Framework［J］. Journal of the Medical Library Association，2020，108(3)：420-427.

［10］Association of Academic Health Sciences Libraries. Committees，task forces & representatives：Competency-Based Medical Education Task Force［EB/OL］. https：//www. aahsl. org/committees.

［11］Nicholson J，Spak J M，Kovar-gough I，et al. Entrustable professional activity 7：opportunities to collaborate on evidence-based medicine teaching and assessment of medical students［J］. BMC Medical Education，2019，19(1)：330.

［12］教育部临床医学专业认证工作委员会.中国本科医学教育标准(临床医学专业2022版)［M］.北

京:北京大学医学出版社,2023.

[13] 中国医师协会.住院医师规范化培训内容与标准(2022 年版)[EB/OL].[2024-06-10].https://www.pkufh.com/Html/News/Articles/52635.html.

[14] 中国住院医师培训精英教学医院联盟.中国住院医师培训精英教学医院联盟住院医师核心胜任力框架共识[J].协和医学杂志,2022,13(1):17-23.

[15] 郭庆光.传播学教程[M].北京:中国人民大学出版社,2011.

[16] 彼得·伯克.知识社会史(上卷):从古登堡到狄德罗[M].陈志宏,王婉旎,译.杭州:浙江大学出版社,2016.

[17] 彼得·伯克.知识社会史(下卷):从《百科全书》到维基百科[M].汪一帆,赵博囡,译.杭州:浙江大学出版社,2016.

[18] Burke Peter. A social history of knowledge II:from the encyclopedia to Wikipedia[M]. Cambridge:Polity Press,2012.

[19] 白国应.中国四十年来编制图书分类法的基本经验[J].图书与情报,1989,4:6-12.

[20] 柯林·内维尔.学术引注规范指南[M].2 版.张瑜,译.上海:上海教育出版社,2013.

[21] NEVILLE,C. The complete guide to referencing and avoiding plagiarism[M]. 3rd. London:Open University Press,2016.

[22] 教育部科学技术委员会学风建设委员会编写.高等学校科学技术学术规范指南[M].2 版.北京:中国人民大学出版社,2017.

[23] 吴汉东.知识产权法[M].7 版.北京:中国政法大学出版社,2022.

[24] Ferullo D L, Buttler D K. Copyright:best practices for academic libraries[M]. London:Rowman & Littlefield,2023.

[25] 吴汉东.美国著作权法中合理使用的"合理性"判断标准[J].外国法译评,1997,(3):45-58.

[26] 黄永文,张建勇,黄金霞,等.国外开放科学数据研究综述[J].现代图书情报技术,2013(5):21-27.

[27] 赵艳枝,龚晓林.从开放获取到开放科学:概念、关系、壁垒及对策[J].图书馆学研究,2016(5):2-6.

[28] UNESCO. Recommendation on Open Science[EB/OL].[2024-06-30] https://unesdoc.unesco.org/ark:/48223/pf0000379949.

[29] 李麟,初景利.开放获取出版模式研究[J].图书馆论坛,2005,6:88-93.

[30] 黄汇.版权法上的公共领域研究[J].现代法学,2008,3:46-55.

[31] 冯晓青.著作权法中的公共领域理论[J].湘潭大学学报(哲学社会科学版),2006,1:143-148.

[32] 王晶,钟紫红.著作权新理念下创造性作品的保护与共享——知识共享组织及其许可协议[J].中国科技期刊研究,2008,19(2):243-247.

[33] 邓朝霞.网络版权的公共领域研究——以知识共享协议为例[J].电子知识产权,2018(12):35-45.

[34] 中国大陆首部采用知识共享协议出版的医学著作问世[J].中国科技资源导刊,2009,41(4):61.

[35] 知识共享中国大陆. 知识共享许可协议文本[EB/OL].[2024-06-03]. https://creativecommons. net. cn/licenses/meet-the-licenses/.

[36] 孙茜. 开放存取期刊采用知识共享许可协议的必要性分析[J]. 国家图书馆学刊,2011,20(2): 64-68.

[37] Creative Commons. PDM FAQ[EB/OL].[2024-06-05]. https://wiki. creativecommons. org/ wiki/PDM_FAQ.

[38] Creative Commons. Public domain[EB/OL].[2024-06-05]. https://creativecommons. org/ public-domain/.

[39] 杨志宏. 弥合知识鸿沟的制度尝试——关于知识共享协议积极意义的思考[J]. 中国出版,2011 (6):62-65.

[40] 丁波涛. 全球信息社会发展报告 2022[M]. 北京:社会科学文献出版社,2022.

[41] 丁波涛. 全球信息社会发展报告 2023[M]. 北京:社会科学文献出版社,2023.

[42] 闵婉.《民法典》中的个人信息利用和保护制度研究[J]. 法制博览,2023(8):25-27.

[43] 中华人民共和国中央人民政府. 中华人民共和国民法典[EB/OL].[2024-06-06]. https://www. gov. cn/xinwen/2020-06/01/content_5516649. htm.

[44] 美国公民教育中心. 民主的基础丛书:权威[M]. 刘小小,译. 北京:金城出版社,2011.

[45] 耶夫·西蒙. 权威的性质与功能[M]. 吴彦,译. 北京:商务印书馆,2015.

[46] 刘秋颖,陈洪捷. 学术卡里斯玛:原创性蕴藏其中——《象牙塔的变迁:学术卡里斯玛与研究性大学 的起源》解析[J]. 现代大学教育,2018(1):26-36.

[47] 威廉·克拉克. 象牙塔的变迁——学术卡里斯玛与研究性大学的起源[M]. 徐震宇,译. 北京:商务 印书馆,2013.

[48] 索传军. 学术评价论[M]. 北京:科学技术文献出版社,2020.

[49] 郭碧坚,韩宇. 同行评议制——方法、理论、功能、指标[J]. 科学学研究,1994,3:2,63-73.

[50] Farrell P R, Farrell L M, Farrell M K. Ancient texts to PubMed:a brief history of the peer-review process[J]. Journal of Perinatology, 2017, 37(1):13-15.

[51] Ali P A, Watson R. Peer review and the publication process[J]. Nursing Open, 2016:193-202.

[52] Beall J. Predatory publishers are corrupting open access[J]. Nature, 2012,489(7415):179.

[53] 李雪飞. 学术论文的源起与变迁[J]. 高等教育研究,2015,36(9):79-83.

[54] Happe L E. Distinguishing predatory from reputable publishing practices[J]. Journal of Managed Care & Specialty Pharmacy, 2000, 26(8):956-960.

[55] Think Check Submit. Identify trusted publishers for your research[EB/OL].[2024-06-07]. https://thinkchecksubmit. org.

[56] Cabells. Navigate the publishing landscape[EB/OL].[2024-06-09]. https://cabells. com/.

[57] 中国科学院文献情报中心期刊分区表团队. 2023 年《国际期刊预警名单(试行)》正式发布[EB/

OL]. [2024-06-10]. https：//earlywarning. fenqubiao. com/#/zh-cn/early-warning-article-2023.

[58] 杨晓薇,高继平. 学术谱系的起源、现状和发展[J]. 科技管理研究,2022,42(11):236-242.

[59] 盛怡瑾,赵勇. 科学家学术谱系的内涵、构建与测度研究述评[J]. 图书情报工作,2023,67(14):
109-118.

[60] 吕瑞花,常欢. 基于文献计量的科学家学术谱系学术影响力的研究[J]. 情报理论与实践,2017,40
(1):58,76-78.

[61] 徐芳,李晓轩. 国际科技评价改革十年评述[J]. 中国科学院院刊,2024,39(1):121-130.

[62] 罗纳德·鲁索,全薇. 期刊影响因子,旧金山宣言和莱顿宣言:评论和意见[J]. 图书情报知识,2016
(1):4-14.

[63] The Declaration on Research Assessment. 旧金山科研评价宣言[EB/OL]. [2024-06-08].
https：//sfdora. org/read/read-the-declaration-chinese.

[64] Global Young Academy. Publishing models, assessment, and open science[EB/OL]. [2024-06-
21]. https：//globalyoungacademy. net/publications/publishing-models-assessment-open-science/.

[65] Coalition for Advancing Research Assessment. The Agreement on Reforming Research
Assessment[EB/OL]. [2024-06-08]. https：//coara. eu/app/uploads/2022/09/2022_07_19_rra_
agreement_final. pdf.

[66] International Network of Research Management Societies. SCOPE Framework for Research
Evaluation[EB/OL]. [2024-06-08]. https：//inorms. net/research-evaluation-group/.

[67] 邱均平,张裕晨,周子番. 新时代我国科研评价体系重构中必须处理好八大关系[J]. 中国图书馆学
报,2021,47(1):47-60.

[68] 中华人民共和国国务院办公厅. 国务院办公厅关于完善科技成果评价机制的指导意见[EB/OL].
[2024-06-08]. https：//www. gov. cn/zhengce/zhengceku/2021/08/02/content_5628987. htm.

[69] 中华人民共和国科技部,教育部,人力资源社会保障部,等. 科技部 教育部 人力资源社会保障部
中科院 工程院关于开展清理"唯论文、唯职称、唯学历、唯奖项"专项行动的通知[EB/OL]. [2024-
06-08]. https：//www. gov. cn/zhengce/zhengceku/2018-12/31/content_5446309. htm.

[70] 中国科技评估与成果管理研究会. 科技成果五元价值评估指南:T/CASTEM 1009—2023
[S]. 2023.

[71] CRAAP test. [2024-06-26]. https：craaptest. net.

[72] 保罗·法默. 重新想象全球健康:导论[M]. 常姝,译. 上海:上海译文出版社有限公司,2020.

[73] 李晓枫. 循证医学[M]. 北京:科学出版社,2019.

[74] Dicenso A, Bayley L, Haynes R B. Accessing pre-appraised evidence: fine-tuning the 5S model
into a 6S model[J]. Evid Based Nurs, 2009, 12(4): 99-101.

[75] 孙鑫,杨克虎. 循证医学[M]. 北京:人民卫生出版社,2021.

[76] Mcgowan J, Sampson M, Salzwedel D M, et al. PRESS peer review of electronic search

strategies：2015 guideline statement[J]. Journal of Clinical Epidemiology，2016，75：40-46.

[77] Huth E J. Structured abstracts for papers reporting clinical trials[J]. Ann Intern Med，1987，106（4）：626-637.

[78] Gutzmiller F，Paccaud F M. A proposal for more informative abstracts of clinical articles：Ad hoc working group for critical appraisal of the medical literature[J]. Annals of Internal Medicine，1987，106(4)：598-604.